ADHDの正体

その診断は正しいのか

岡田尊司
OKADA TAKASHI

新潮社

はじめに

異常な事態の渦中にいても、人はなかなかそうとは気づかない。たとえ兆候があっても無視してしまう。ところが、臨界点というか沸点というか、ある限界のラインを超えると、明らかな異変に次々と出くわすようになる。

ＡＤＨＤ（注意欠如／多動症）の診断や投薬に関して、臨床の場で異変を感じ始めたのは、二〇一六年頃からである。「ＡＤＨＤと診断され、薬も処方されているのに良くならない」と訴える人が、次々とセカンドオピニオンを求めてやってくるようになったのだ。その一つを紹介しよう。

勉強に身が入らない女子学生

二十一歳の女性Ｎさんは、集中力がなく、忘れ物やミスが多いと悩んでいた。すでに他の医療機関でＡＤＨＤと診断され、半年ほど薬も服用した。最初のうちは効いた気がしたものの、最近はあまり効果を感じないので、ほとんど飲んでいないという。

幼い頃から、じっとしているのが苦手で、思いついたら行動してしまうところがあったという。その一方で、自分から友達に声をかけたり遊びに誘ったりするのは苦手であった。両親とも厳しく、母親は特に口うるさかった。学校の成績は良かったが、興味のない話は耳に入らないところが今でもあるという。

大学院に進学したいと思い、院試の勉強を始めた頃から、あまり集中できないと感じるようになった。それで、医療機関を訪ねたところ、問診だけでADHDと診断され、治療薬を投与されたという。


ADHDは、多動・衝動性、不注意を特徴とする障害で、先天的な脳の発達のトラブルによって起きる(神経)発達障害の一つとされる。

発達の問題なので、成長するにつれて改善がみられるものの、中には大人になっても症状が残る場合があり、「大人のADHD」として知られるようになった。子どもの頃には気づかれず、大人になって初めて診断されるというケースも急増している。

Nさんの場合、じっとしているのが苦手で思いついたら行動してしまうところがあったというエピソードや、興味のない話が耳に入らない、大学院の試験の準備に集中できないといった本人の訴えから、診察した医師はADHDを疑ったのであろう。

しかし、多動や不注意をきたす状態は、ほかにも沢山ある。また、本人の回想が当てにならないこともよく知られていて、客観的な証拠で、本人の話がどれだけ事実に符合するかを確認することが必要とされる。

Ｎさんに、実家に帰った際に通信簿を持ってきてもらうようにお願いし、実際に確認してみると、他の子の面倒をよく見て、勉強も学校での活動にも一生懸命取り組んだり、学級委員として立派にリーダー役を務めたりしたと書かれている。忘れ物やミスが多いとか、落ち着きがなく、注意が散漫であるといった記載は特に見当たらない。

本人の自覚と、記録された事実との隔たり。それは、「大人のＡＤＨＤ」と診断されたケースの中でも、特に女性の場合にしばしば見受けられる。実際には問題がないどころか、努力家だったり、頑張り屋だったりして、教師もそのことを評価しているという記録が残っているのに、本人は、自分が子どもの頃から不注意で、失敗ばかりしていたように回想するのだ。事実をたどっていくと、不注意な傾向が目立つようになったのは、少なくとも中学生以降、ときには大人になってからだったとわかる場合もある。

私はＮさんの注意力や処理能力が実際にどの程度低下しているかを調べるために、専門的な検査を実施してみることにした。

まず、発達検査として、もっとも基本的な検査であるＷＡＩＳ《ウエイス》－Ⅲ《スリー》を実施した。これは、全般的な知能だけでなく、知能を構成する四つの領域（言語理解、知覚統合、ワーキングメモリー、処理速度）について、その凸凹がわかるものである。ＡＤＨＤと関連が強いとされる処理速度（比較的単純なルーチン課題を速く正確にこなす能力）やワーキングメモリー（聞き取った言葉や数字を記憶し、操作する能力）は平均（一〇〇）を上回っており、処理速度は一二〇近く、むしろ優れていた。それに加えて、注意力と関係が深いとされる課題も、すべて平均を上回っていた。注意力に関する専門的な検査を三つ実施したが、ストループテストと呼ばれる選択的注意の課題の結果がやや悪いくらいで、残りの二つは平均を上回っていた。前頭葉の機能検査も、良好な成績であった。

このレベルの「不注意」をＡＤＨＤと診断するならば、一般人口の半数以上が該当してしまうことになる。それどころか、一般人口の八割が、彼女よりも低い処理能力しか持たないのである。

違和感の正体を探る

Ｎさんの訴える症状と、実際の検査結果には、大きな乖離が認められた。では、本人が訴えている「集中力の低下」や「ぼんやりしてしまう」「勉強に身が入らない」は、青年期特有の大げさな嘆きに過ぎないのだろうか。そうとは思えなかった。彼女は自ら治療を求め、副作用の危険もある薬を飲むことも厭《いと》わなかった。彼女が困っていることに、疑いの余地はなかった。

われわれ臨床医には、勉強に集中できないと訴えている一人の女性に何が起きているのかを、できる限り正確に理解する義務がある。

人間は複雑で精妙な心をもった存在だ。そのことを素通りして、不注意という一点の症状だけで問題を理解したように錯覚してしまうのは、心を扱う専門家としてのあり方を放棄することに他ならないように思える。

他に考えられる可能性はないだろうか。うつや躁うつなどの気分障害でも、注意力の低下を来す。不安障害でも、緊張のため不注意や落ち着きのなさが見られることがある。女性の場合、ＰＭＳ（月経前症候群）でも集中力の低下やぼんやりしてしまうといった症状は起こりうる。

確かに、彼女は、せっかく合格した大学院にも行く気力がわかず、また学業にも興味が感じられないと話していた。ただ、睡眠や食欲には問題はなく、笑顔も見られ、作業能力の低下もないので、うつ状態があるとしても軽度なものだが、それが続いていて集中力の低下を起こしている可能性は考えられる。

また、ＰＭＳもあり、生理前は余計にいらいらしやすいが、不注意なミスはそれ以外の時にも起きるという。

ほかに関与する要因はないかと、臨床心理士が聴取した記録を見てみると、生育歴の欄の記述が目に留まった。そこをとっかかりに生いたちをたどっていくと、彼女が抱え込んだ問題が浮かび上がってきた。

――両親は夫婦仲が悪く、九歳の時に離婚していた。そのため住みなれた都会を離れ、妹と三人で母親の実家がある地方に引っ越した。

父親のことは嫌いではなかったが、小学校に上がった頃から、母親と激しいケンカをするようになり、とても嫌だった。だから、両親が離婚して、父親がいなくなった淋しさはあったが、ホッとした面もあった。

母親は働き始め、窮屈な田舎で、親子は身をひそめるように暮らし始めた。だが、その頃はまだ心は穏やかだったという。

中二の時、母親が再婚した。相手は、地元で建設会社を経営するバツイチの男性だった。

母親は、「この先、自分の経済力だけでは、あなたたちを大学にやることもできない。こうするしかないのだ」と言って、Nさんたちを説得した。男性は遊びに来るたび、豪華なお菓子やプレゼントを置いていった。そんなプレゼントはうれしくなかったし、大学になんか行けなくても、これまで通り三人で暮らしたいというのが正直な気持ちだったが、苦労している母親の姿を見てきたので、それを口に出して言うこともできなかった。

仕方なく受け入れたものの、義父となった中年男性との暮らしは、思春期のNさんにとって苦痛だった。母親が義父に気を遣っていることはありありと伝わり、Nさんが義父に対してつっけんどんな態度を取ったりすると、睨んできた。

最初は優しく振る舞っていた義父は、三ヶ月もすると別の顔を見せるようになった。

面白くないことがあるたびに、声を荒らげ、母親に暴力を振るうようになったのだ。それでも母親は耐えていた。それも自分たちのためかと思うと、余計につらかった。家が嫌でたまらなくなった。家出をしたこともあった。それでも、母親が悲しい思いをすると思うと、家へ戻るほかなかった。高校に入って勉強を頑張ったのは、大学に進学して、一日も早く家を出たいという一心からだった。

勉強の甲斐あって、子ども時代を過ごした都会の大学に、念願の進学を果たすことができた。解放された気持ちと同時に、自分だけ地獄を抜け出したような罪悪感もあった。それも考えないようにしていたが、実家に帰るたびに重苦しい気分になった。大学院に進みたいと打ち明けると、母親は「あんたがやりたいことをしたらいい」と賛成してくれたが、母親がどんなふうに義父に頭を下げ、学資を出してもらうのかと思うと、複雑な心境だった——。

Nさんの話をつぶさに聞いていくと、大学や大学院への進学を考えるに際して、罪悪感やさまざまな葛藤があったことがわかってくる。それは、「あなたはＡＤＨＤだから薬を飲みなさい」という単純な答えでは、到底受け止めきれない問題であった。

それでは、Ｎさんに何が起きていたと言うのか。その真相は、本書でＡＤＨＤという診断の背後に埋もれた本当の問題を探っていく中で、徐々に解き明かされることになるだろう。

「薬を服用しても良くならない」

Nさんのような来訪者が急増するという状況に、私は一人の臨床医として、何とも言えない違和感を覚えるようになっていた。

診断を求めるのは、薬に対する期待があるためでもある。藁にもすがる思いに応えたい。しかし、ADHDという診断をし、抗ADHD薬を処方することが、本当に答えになっているのか、疑問に思うことが多くなった。一ヶ月で数万円に上る医療費（健康保険や自治体が負担する分も含む）もさることながら、さまざまな副作用の危険とともに、逆に症状が悪化する場合もある。それでも、その治療が本当に必要で、問題の解決に役立つものであれば投薬のリスクを冒す価値もあるかもしれないが、どうも現実はそうはなっていない。

実際、診断や薬の処方を求めてくるケースとともに、目立つようになったのは、「ADHDと診断されて、薬も服用しているのに良くならない」という訴えだ。

こうした違和感の正体を明らかにするために、私はADHDをめぐる状況について徹底的に調べ直すことにした。専門家の端くれとして一通りのことは、知っているつもりであったが、さらにあらゆる文献に当たり、学び直してみた。結局、三年近い時間を費やすことになったが、決して無駄ではなかったと思っている。

ADHDをはじめとする発達障害は、ブームと言っても過言でないほど、多くの人の関心を集め、医療機関の受診を求めて長蛇の列をなす事態となっている。なぜそんな事態が、日本だけでなく、他の多くの国々でも起きているのか。われわれが直面している事態はどういう意味をもつのか。医療現場も混乱する中、診断や治療は、適切に行われているのか。われわれは、自分自身を、そして将来を担う存在を守るために、どうすべきなのか。

リサーチを重ねる中で見えてきた答えは、ある意味不都合な真実かもしれない。だが、それをありのままに伝える責務が私にはあると思う。

念のため述べておくが、本書の主旨は、発達障害という概念や薬物療法自体の否定ではない。今現在、症状に悩み苦しむ人たちに、広い視点と正確な情報をもってもらい、自分に何が起き、何が必要なのかをきちんと知ったうえで、ベストに思える選択をしてもらいたい。日々、悲痛な訴えと相対する一人の医師として、心の底からそう願うだけだ。

また、親子関係の考察では、母親への言及が主となっている。母親と子どもは生物学的に特別な絆で結ばれているという事実は数多くの研究が示すものだが、それをもって父子関係の軽視や免罪符とする意図は毛頭ない。

なお、本書で紹介する臨床例は、プライバシーに配慮して、実際のケースをヒントに再構成を施したものであり、特定のケースとは無関係であることをおことわりしておく。

ＡＤＨＤの正体　その診断は正しいのか　目次

はじめに

第一章　緩められる診断基準　21

一九九〇年代半ばまで、ＡＤＨＤは主に子どもの障害だと考えられていた。やがて、子どもの頃に見逃されていたケースが大人になって発見されることも少なくないと考えられるようになり、診断基準は次々と緩められていく。その結果、今や世界各地で世代や性別を問わず、ＡＤＨＤと診断される人が爆発的に増えている。だが、セカンドオピニオンを求めて著者のクリニックを訪れる人の中には、誤診が疑われるケースも少なくない。

第二章　「大人のＡＤＨＤ」は発達障害ではない？　34

「大人のＡＤＨＤ」という診断と薬物療法に正当性を与える根拠は、それが児童期から連続しているということだった。そんな大前提に真っ向から疑義を突きつけるような研究結果が相次いで発表される。世界各地で続けられていた、大規模な長期追跡調査だ。それらのエビデンスが強力に指し示すのは、大人のＡＤＨＤの多くが子どものそれとは別物であり、発達障害とは異なる問題によって起きているという可能性だった。

第三章

矛盾だらけの「ＡＤＨＤ」

ＡＤＨＤと定義される症候群の実体は非常に多様なものの「寄せ集め」で、ひとつだけで診断の決め手となる特徴は見つかっていない。しかし、学会が定める最新の診断基準も具体的な検査を義務付けていない。ゆえに、実際の診断の根拠になるのは、本人あるいは保護者や教師から得た情報に基づいた症状や経過だ。実際に検査してみると、ＡＤＨＤと診断された人の三分の一は平均よりも高い能力を発揮する。

第四章　症状診断の危うさ　72

本来のＡＤＨＤと紛らわしい状態にはたくさんの種類がある。そして、それら「擬似ＡＤＨＤ」は、しばしば本来のＡＤＨＤよりも深刻な問題を抱えている。両者を見分けるうえで重要なのは、不注意や多動の傾向があるかどうかではなく、程度だ。また、一口に不注意といっても、注意の維持が困難なのか、それとも雑多な情報の中から肝心のものに注意を向けることができないのか、あるいは注意を切り替えるのが苦手なのかによって、原因と治療法は異なる。

第五章　薬漬け治療の実態　88

アメリカでは四歳から十七歳の子どもの六％が、イスラエルでは八・五％の児童がＡＤＨＤの薬を服用しているとされる。その背景には、医師や研究者、教師やスクールカウンセラーを巧みに巻き込む製薬会社の営業戦略があった。そして日本でも、治療薬の情報が出回るにつれ、小中学生が自ら薬を求めて来院するようになっている。だが、肝心の効果は不確かであり、成長や生殖機能などへの副作用や依存・乱用が懸念されているのが実情だ。

第六章

覆った定説

先天的な要因が強いとされる発達障害の中でも、自閉症はほぼ一〇〇％遺伝要因で決まる、生まれ持っての障害だと考えられていた。その認識に大きな衝撃を与えたのは、孤児と養子を長期間にわたり追跡したイギリスとルーマニアの研究である。長期にわたり特定の養育者がいなかった子どもは、遺伝要因がなくとも、自閉症そっくりの「擬似自閉症」の症状を示すようになったと報告されたのだ。この追跡調査には、さらに続きがある。先に調査対象とした孤児と養子のその後を調べたところ、ＡＤＨＤや擬似ＡＤＨＤを発症していたのだ。

第七章　見えてきた発症メカニズム　124

本来のＡＤＨＤにしろ、擬似ＡＤＨＤにしろ、その発症や悪化への環境要因の関与を無視することはできない。リスク遺伝子があっても、養育環境に恵まれれば発症・悪化しない場合もあるし、リスク遺伝子が見当たらない場合でも、養育環境がＡＤＨＤの診断基準に該当する症状を生み出してしまうこともある。最新の研究成果を踏まえ、遺伝と環境が絡み合うメカニズムを解き明かす。

第八章　苦しみの真の原因は　160

いま、精神医療の世界では〝主役〟が交代しつつある。患者数や回復の困難さにおいて治療の中心を占めていた統合失調症を代表とする精神病に代わり、これまで脇役的な存在だった比較的軽症のうつや不安障害が急増するとともに、心身症などのストレス性疾患、発達障害など病気

との境界線上にあるような障害が対処や治療の難しい問題として多くの人を悩ませるようになっているのだ。それらの根底でいったい何が起きているのか。

第九章　回復と予防のために　173

診断の質と中身を正確に知るためのポイント、検査の種類、紛らわしい状態の見分け方、薬物以外の治療法——診断と治療について注意点を解説する。当事者はもちろん、保護者や教師、医師の活用も念頭に、予防策についても具体的に記す。

おわりに

主な参考文献

図版作成　アトリエ・プラン
装　　幀　新潮社装幀室

ADHDの正体

その診断は正しいのか

第一章　緩められる診断基準

膨張する「発達障害」

世代を問わず発達障害が急増しているという。それも、世界的な趨勢で起きている。発達障害と一口に言っても、そこには多様な障害が含まれ、本書で主に扱うADHDのほかにも、自閉スペクトラム症（ASD）、知的障害、学習障害（LD）などがある。ADHDは多動・衝動性、不注意を特徴とするのに対して、ASDは社会性や相互的コミュニケーションに困難があり、過敏で、こだわりが強いのが特徴である。また、知能の全般的な低下を示す知的障害に対して、学習障害は一部の学習能力だけが低い。それ以外に、運動機能や言語、会話機能だけが弱い発達障害もある。

前述したように、これらはいずれも脳の発達の障害であるが、複数の障害が併存することも少なくない。遺伝要因が強く、ＡＤＨＤの場合、七〜八割が遺伝要因によるとされているが、妊娠中の飲酒、喫煙、出産時のトラブルなども影響する。

発達障害の中でも増えているのはＡＤＨＤやＡＳＤであり、ことにＡＤＨＤの増加が著しい。

まずは、どの程度増えているのかをみてみよう。実は日本では発達障害に関する全国規模での調査が少なく、有病率（その障害をもつ人の割合）の推移を正確に把握することが難しい。

そこで、アメリカで定期的に行われている全国健康面接調査（ＮＨＩＳ）の結果報告でみると、三歳から十七歳の子どもにおけるＡＤＨＤの有病率は、一九九七年に五・五％だったのが、二〇一二年には九・五％に達している。[1] つまり、子どもの一割がＡＤＨＤと診断されたことがあるというのだ。十二歳から十七歳までに限るとさらに高い増加率を示し、十五年間でほぼ二倍になっている。[2] 年率に換算して数％の増加率が続いている計算になる。

他方、たとえば学習障害の有病率はほぼ変わらない。

大人になっても薬が止められない

ＡＤＨＤは、一九九〇年代半ばまで、主に子どもの障害と考えられていた。一部の人に症状が残るものの、多くのケースでは成長とともに症状が改善するとされていたのだ（た

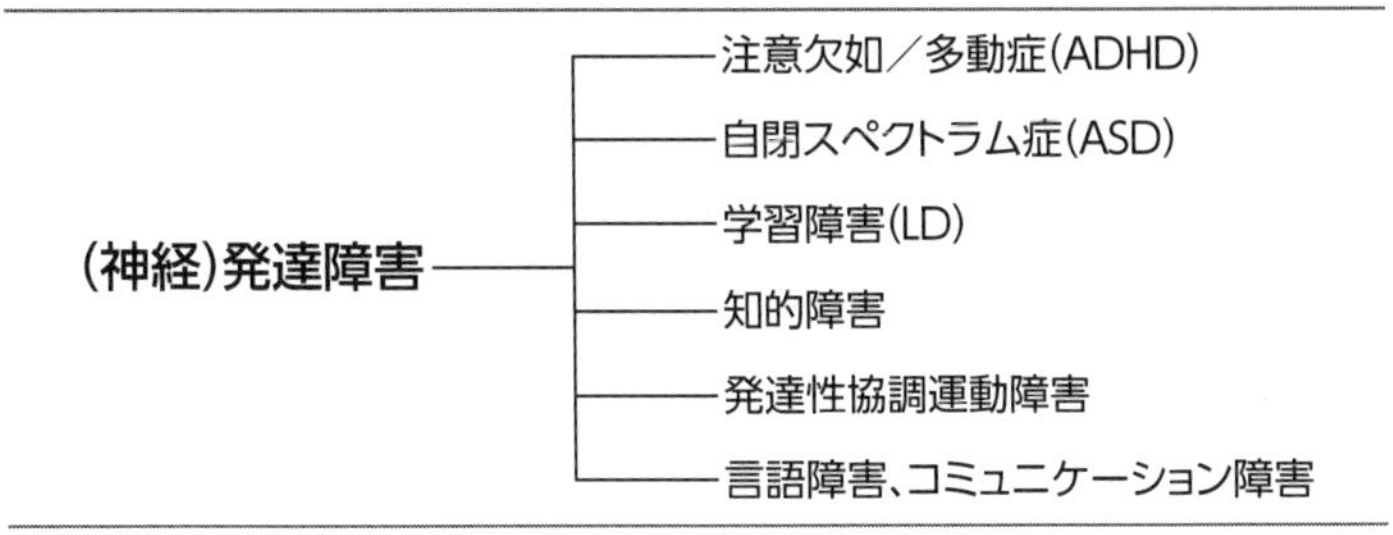

ADHDとLDの診断率の推移(USA)
[3〜17歳]

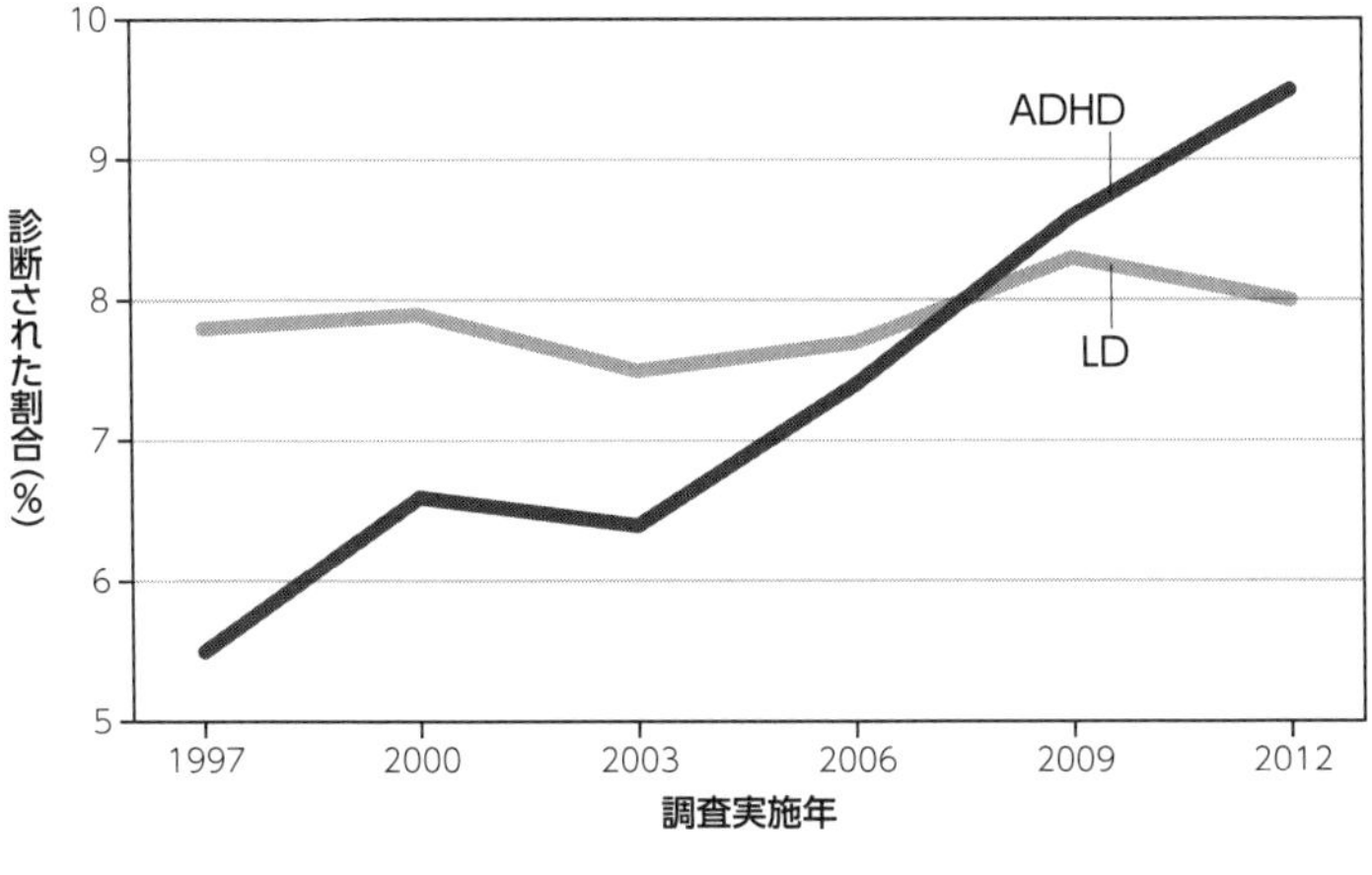

だ、多動が改善しやすいのに対して、不注意の症状が残りやすいことも知られていた）。

　多動や不注意を示す子どもに対して、ドーパミンなどの神経伝達物質の働きを強める中枢刺激剤が有効であることは戦前から知られており、一九六〇年代から、作用が緩やかで、副作用や依存性が小さいとされるメチルフェニデート（商品名リタリン）が主に使われるようになっていた。十二歳までの児童に使われることが多く、成人するまでに中止すべきだとされていた。

　投与を児童に限っていたのは、主に二つの理由からである。一つは、薬剤の有効性が、脳が未発達な段階にあるときに高いと考えられていたこと。加えて、青年期以降に中枢刺激剤を投与すると、依存や乱用につながる恐れがあるとされたことによる。

　世界でもっとも早くからＡＤＨＤの薬物療法が行われていたアメリカでは、一九九〇年代に入ってから、メチルフェニデートの処方が急増していた。一九九四年の一年間だけで、全世界の消費量の八割以上に当たる二億錠を超える処方が行われた。処方を受ける児童の数は二〇〇万人を超えるまでになっており、成人になっても薬を止められないケースが膨大な数に上ったのである。止めると症状が悪化し、集中力の低下やイライラ、抑うつ気分や無気力といった症状が出るケースも少なくなかった。

　しかし、ＡＤＨＤと診断できるのは子どもだけであり、大人になると中枢刺激剤を投与することはできない。そこで、うつ状態などの名目で投与が続けられたが、臨床医の間からは、大人にもＡＤＨＤの診断を広げるべきだという意見が増えてくるようになった。

そうした現場からの要請を受け、診断基準が変更される。一九九四年に公刊されたアメリカ精神医学会の新たな診断基準ＤＳＭ‐Ⅳにおいて、七歳未満のときに症状が認められ、かつ現時点で診断基準を満たしていれば、成人であってもＡＤＨＤと診断できることになった。

診断基準の緩和と薬物療法の拡大は二人三脚だ。投薬の対象年齢が大きく広げられたことで、メチルフェニデートの処方はさらに増え続け、一九九〇年代だけで六倍以上に増加した。

当時は、成人のうつ病に対しても気分や意欲をアップするためにメチルフェニデートの処方が行われていたが、依存や乱用のケースが目立つようになり、社会問題化していた。そうした事態への対策として、メチルフェニデートの徐放製剤（緩やかに作用する錠剤）が開発され、二〇〇〇年にアメリカで認可、日本では二〇〇七年末からコンサータとして発売された。安全性や依存性の予防という点での改善を受け、その後、使用が爆発的に増えることとなる。

当初、徐放製剤の使用は十八歳未満のＡＤＨＤに限られていた。だが、子どもはやがて大人になる。日本でも、十八歳になってもコンサータの使用を止められないケースが少なからず出てくることとなった。

これまでの患者だけでも処方を続けられないかという臨床現場からの切実な訴えを受けて、二〇一一年には日本でも、十八歳未満の時点から処方を開始していた場合に限り、継続処方が認められることとなった。

急増する「大人のADHD」

発達障害への関心が高まるとともに、子どもの頃に見逃されていた発達障害が、大人になって発見されることも少なくないと考えられるようになった。診断が難しく、気づかれにくいのは、ADHDよりも自閉スペクトラム症（ASD）なのだが、不注意というわかりやすい症状と結びついたADHDへの関心が高まるとともに、積極的な治療をすべきとの機運が高まった。

ところが、実際に成人のADHDの治療が始められると、確定診断に必要な七歳未満の記録や記憶がなく、症状の存在がはっきり確認できないケースも少なくなかった。家族の協力が得られないようなケースでは、そうしたことが起きやすかった。また、七歳未満の時点では異常はなかったのに、その後症状が現れ、強まっているというケースも少なくなかった。

そこで、二〇一三年に公にされたアメリカ精神医学会の新たな診断基準DSM-5では、十二歳までに症状が始まっていることが確認できればADHDと診断してよいことになった。十二歳までとなれば記憶もしっかりしているので、本人の申し立てだけで診断することも可能となった。「大人のADHD」として一般にも認知が進み、「片付けが苦手」とか「不注意なミスが多い」「集中力が低下している」といったことで困っている人が、ADH

Dと診断され、投薬を受けるケースが急増したのである。

日本でも、そうした流れを受けて、二〇一三年には、十八歳以降に診断を受けた成人のADHDに対してもコンサータの処方が認可された。

日本の学会は、アメリカよりも慎重な立場であったが、アメリカでの動きを追認しているという状況である。当初は危ぶむ声もあったが、いったん既成事実となると、次第に当たり前になっていった。その後、ADHDの薬物療法に関して発表される論文も、どちらかというと楽観的な内容のものが大勢を占めるようになり、最初に選ぶべき治療法として定着してきたとも言える。

一般の人々にも認知されるようになったこともあり、成人が自ら診断や薬の処方を求めて精神科や心療内科を受診するケースも急増した。それに呼応する形で成人への処方も急拡大を遂げ、処方される年齢も上がることとなった。

六十代のADHD患者

六十四歳の男性Uさんが、つらい記憶ばかりがよみがえり、何事にも集中できず苦しいと訴えて来院した。無気力と疲労感も続いているという。慢性的なうつの症状に苦しんできたといい、前にかかっていた医療機関では、ADHDとともに、双極性障害（躁うつ病）と不安障害と診断されている。

SSRIと呼ばれる抗うつ作用のある薬に加えて、抗ADHD薬であるコンサータを処方されていたが、効果も感じられず、コンサータは八ヶ月ほど服用した後に中止したという。

昔は記憶力抜群で、小学校時代は授業は上の空だったが、成績は優秀だった。中学から授業を聞くようになると、成績がトップになった。マイペースで友人はほとんどいなかったが、向こうから接近してきた相手と友人づきあいをすることもあった。しかし、何気なく失礼なことを言ってしまい、例外なく去られてしまったという。そういうことを思い出すと、恥ずかしい人生だという気持ちになり、深く落ち込んでしまう。

大学を出て、テレビ業界に入った。常識よりも結果がすべてだったので、かえってやりやすかった。ディレクターとして頭角を現し、周囲から一目置かれるようになった。傍若無人な態度もカリスマか天才の所業と受け止められた。

その一方で、三十代頃からうつがひどくなり、衝動的に死んでしまいそうな恐怖がつきまとった。有名人の知人も大勢いて華やかに暮らしているように見えたかもしれないが、心のうちは、自己嫌悪と劣等感にいつも苛まれ、心から信じられる人は誰もいなかった。

そもそも親にさえ頼ったことはなかった。母親は理屈っぽく、頭でっかちで、母親だと思ったこともなかった。声を聞くだけでイライラし、顔を見ると胸くそが悪くなるので、滅多に実家に帰ることもなかった。

ずっと生きづらさを抱えながら、それでも誰にも頼りたくなかったので医者に相談する気にもなれなかったが、五十代になって外出もままならなくなり、受診して抗うつ薬を飲むようになった。症状は少し楽になったが、完全回復にはほど遠く、慢性的な疲労感や無気力は変わらず、過去の不快な記憶からも解放されることはなかった。

六十歳で会社を退職してからも、無気力な日々が続くばかりであった。そんなある日、発達障害を取り上げたテレビ番組を見て、小さい頃から感じてきた違和感や人と接しているときの苦しさがそこから来ているのではないかと思うようになった。ネットで専門クリニックを見つけ出し、さっそく予約をとった。

簡単な問診と検査を受けて発達障害と診断され、ＳＳＲＩに加えて、コンサータを処方された。通院するうちに、他にも何種類かの薬を処方された。

うつ症状は幾分良くなったかに思えたが、それも一時的で、やがて前にも増してつらいうつ症状に苦しむようになった。忌まわしい記憶に苦しめられることも、何事にも集中できないことも、何ら改善はみられなかった。

Ｕさんは、こうした状態で筆者のもとにやってきたのである。

私は、六十代の人にまで抗ＡＤＨＤ薬が処方されているということに、まず驚いた。どういう症状に対してその薬を使うことになったのですかと尋ねると、Ｕさんは首をかしげながら、「発達障害だからではないですか？」と逆に質問してきた。

不注意や多動を改善する薬であることを説明し、そうした症状を改善してもらおうと受診したのではないですかと問うと、「一番つらい症状は、無気力の症状や過去の嫌な記憶に苦しめられることでしたが、集中力も確かに低下していました」という答えが返ってきた。

おそらく前の主治医は、小学生時代の話などからUさんをＡＤＨＤだと診断し、不注意や多動を改善する薬の投与に踏み切ったのだろう。

しかし、子どもの頃のＡＤＨＤを疑わせる症状と、六十代となったUさんの現在の状態の間には、重要な変化が起きている。それは、深刻なうつ状態を伴う双極性障害に三十年間も罹患し、またトラウマ的な記憶にも苦しんできたという事実だ。

それに、そもそもUさんの主な訴えは不注意といったＡＤＨＤの症状ではなく、「無気力」や「過去の嫌な記憶に苦しめられること」であった。

ＡＤＨＤの診断基準には、除外基準として、「その症状は（中略）他の精神疾患（例：気分障害、不安障害（症）、解離性障害、パーソナリティ障害、物質中毒または離脱）ではうまく説明されない」という項目が記されている。(3)

このうち、気分障害や不安障害は、ＡＤＨＤの特徴でもある不注意や落ち着きのなさを伴いやすいことはすでに触れた。解離性障害は記憶や意識が飛ぶもので、ぼんやりしていたり、衝動的に行動したりするため、ＡＤＨＤと間違われる場合がある。性格の偏りのために生活に困難を生じるパーソナリティ障害でも、境界性（自傷や自殺企図を繰り返す情緒不安定な状態）や反社会性のタイプでは前頭葉機能の低下があるとされ、衝動性や不注意の症状を伴うことが多い。物質中毒とは薬物やアルコールの影響を受けた状態であり、離脱とは依存している薬物やアルコールが切れたことによって生じる禁断症状のことである。どちらも多動・衝動性、不注意の症状を生じる。

一見、ＡＤＨＤと似ているが、よく調べると他の原因によるものは、擬似ＡＤＨＤと呼ばれる。スクリーニング検査だけではＡＤＨＤと見分けがつかず、過剰診断を生じやすい。Ｕさんの症状は、他の精神疾患ではなく、ＡＤＨＤによるものと考えた方が、うまく説明できるというのだろうか。

さらに大きな疑問がある。Ｕさんに仮に発達障害があったとしても、本当にＡＤＨＤだったのかということだ。発達障害の臨床に多少とも経験がある専門家ならばすぐわかるように、Ｕさんの訴える症状は、ＡＤＨＤというよりも、自閉スペクトラム症（ＡＳＤ）を疑わせるものであり、その中でも、知能や言語的能力が優れているが協調性や相互的コミュニケーションに問題を抱えるアスペルガータイプの可能性が濃厚だからである。記憶力に優れ、大して勉強もしないのに成績もトップだったこと、だが、対人関係は不器用かつ無頓着で、傍若無人な言動で周囲の顰蹙を買っていたこと等は、典型的なエピソードだと言えよう。実際、発達検査の結果でも、言語的な知能の指標である言語性ＩＱが、目や手を使って課題を処理する能力の指標である動作性ＩＱよりも二〇ポイント近く高かった。言語理解が優れている一方で、処理速度が低いというのは、アスペルガータイプに典型的な傾向である。

ＡＳＤは広汎性発達障害とも呼ばれ、社会性だけでなく、認知、運動、感覚など、広い範囲の障害を伴うのが普通である。広汎性発達障害が認められる場合はその診断を優先することになっていたのだが、以下のような事情もあって、ＡＤＨＤの診断をしてもいいことになった。

ＡＳＤのケースには多動や不注意といった問題がしばしば伴い、小さい頃には多動が目立つことも多い。小さい頃にＡＤＨＤと診断されていたケースが、思春期になって多動などが落ち着く一方で、社会性やコミュニケーションの問題が目立つようになり、ＡＳＤだと診断を訂正されることもよくあった。

そこで、二〇一三年のＤＳＭ-５から、少なくともアメリカにおいては、ＡＳＤであってもＡＤＨＤと診断できるように診断基準が変更された。おかげで医師は、後でＡＳＤだとわかっても誤診の弁解する必要がなくなった。

ただし、それはあくまでＡＳＤがあってもＡＤＨＤの診断をしてもよいという意味、つまりＡＳＤ＋ＡＤＨＤと診断してよいということであり、ＡＳＤを見落としてもよいということではない。まだ症状がはっきりしない低年齢の頃ならともかく、十分な年齢の大人である。ＡＳＤを見落としてＡＤＨＤだけ診断するというのは、アレルギーを見落として、鼻炎や結膜炎とだけ診断するようなものだ。

ＡＳＤのケースでもＡＤＨＤと診断できるようになったもう一つの理由は、ＡＳＤの約三割にＡＤＨＤの症状がみられ、そうしたケースにも抗ＡＤＨＤ薬が使えるようにするためであった。

この診断基準の変更には、異論や疑問も多い。実際のところ、純粋なＡＤＨＤに比べて、ＡＳＤに伴うＡＤＨＤでは薬効が得られにくい。ＡＳＤのケースには過敏性を伴うことが多く、中枢刺激剤が症状の悪化を招く場合もあるからだ。また、現時点では児童を対象とした短期間の小規模な臨床試験しか行われておらず、長期にわたって投与した場合のリスクについて確定的なことはわかっていない。ましてや成人、さらには初老期のＡＳＤに伴うＡＤＨＤに使用するのは、全くの未知数と言ってもいい「実験」になってしまう。

診断のための詳しい検査も行われないままこうした投与がなされてしまうのは、かなり危惧すべき状況ではないか。

ＡＤＨＤの診断と抗ＡＤＨＤ薬の処方はバブルのように膨らみ続けている。首をかしげるような処方が行われているケースも目立つ半面、薬の効果を実感できず、最初の期待が色あせ始めている感もある。患者だけでなく、治療者においてもだ。

それでも国際的な学会が診断基準を緩めてまで診断を後押しするという状況は、医療機関にも、関連する業界にも、またとないビジネスチャンスを提供することにもなった。

ところが、そうした潮流に冷や水を浴びせるような出来事が起きることになる。

第二章　「大人のADHD」は発達障害ではない？

揺らぐ大前提

「大人のADHD」という診断と、薬物療法に正当性を与える根拠は、それが児童期（五歳〜十二歳）[4]から成人期まで持続する神経発達障害だということにあった。神経発達障害は、神経系の発達が活発な幼少期に始まる問題と考えられ、遅くとも児童期前半（五歳〜八歳）には何らかの症状が認められるとされてきた。それを十二歳まで拡大して適用するようになったのは、先に述べた通りである。

アメリカ精神医学会が示すDSM-5は、神経発達障害というカテゴリーにおいて、成人のADHDを児童のADHDと一緒に記載するとともに、「ADHDは小児期に発症する」と明確に述べている。なお、ここでの「小児期」は「児童期」と同じ意味で使われている。[5]

英国の治療ガイドラインでも、成人のADHDの治療を推奨する根拠としているのは、それが児童のADHDと連続したものだということだ。

ニュージーランドからの衝撃

ところが、そんな大前提に真っ向から疑義を突きつけるような研究結果が、DSM-5の公刊からわずか二年後の二〇一五年に発表された。

ニュージーランドの南島にある地方都市ダニーデンで一九七二年三月までの一年間に誕生した子ども一〇三七人を対象に、三十八年もの長期にわたる追跡調査が行われていたのである。

三歳の時点を皮切りに、十三歳までは二年ごとに、それ以降も十五歳、十八歳、二十一歳、二十六歳、三十二歳、三十八歳の時点において健康や行動に関する調査が行われた。単にアンケートに記入するといったものではなく、一日がかりで面接や検査が行われる。七歳から十三歳までは、親だけでなく担任教師の記入したチェックリストも加え、それらの結果に基づいて、ADHDと診断できるかを判定した。

成人のADHDの診断については、研究に参加した子どもたちが三十八歳になった時点で行われた。面接者は、過去のデータについては一切知らされなかった。

それまでの研究でわかっていたのは、児童期（五歳〜十二歳）にＡＤＨＤと診断されたケースの一部で、成人になった後も不注意などの症状が持続しているということ。一方、成人後にもＡＤＨＤの症状を示す人がいること。ただ、成人後の症状が子どもの頃から続いているものかどうかは、本人の回想によるため、かなりあいまいで主観的なバイアスが入りやすいという問題があった。

ニュージーランドの研究は、この問題に決着をつけるものであった。同じ地域で、同じ時期に生まれた集団（コホート集団と呼ばれる）を、時間とともに追跡しながら調査を続ける「コホート研究」は、原因と結果の結びつき、つまり因果関係を裏付けるうえで、もっとも強力な証拠になるからだ。

もし、成人のＡＤＨＤとされるものが児童のＡＤＨＤと同じ発達障害であり、幼い子どもの頃に始まったものが大人になっても持続しているのであれば、子どもの頃にＡＤＨＤが認められた人には、成人後もＡＤＨＤの特徴が認められるだけでなく、成人後にＡＤＨＤと認められた人について過去のデータをさかのぼると、子どもの頃にＡＤＨＤが認められるはずである。

結果は、どうだったか。まず、十二歳までにＡＤＨＤと診断されたのは六一人だった。一方、三十八歳の時点でＡＤＨＤと診断できる症状の要件を満たしていたのは、三一人だった。半分は年齢とともに治癒したが、半分には症状が残っていたのかと思われるかもしれない。違うのである。三一人のうち、子どもの頃にＡＤＨＤと診断された人は、何と三人しかいなかったのだ。年齢が上がると、九割以上の人がＡＤＨＤではなくなっていたのである。

逆に、成人のＡＤＨＤのおよそ九割は、児童期にはＡＤＨＤではなかった。彼らは十二歳以降にＡＤＨＤの症状を発症していた。それは本来の神経発達障害の定義に当てはまらない。つまり、成人のＡＤＨＤは児童のＡＤＨＤとは別物であり、発達障害だという前提自体が怪しくなってきたのだ。

実際、ニュージーランドの研究結果を見ると、成人のＡＤＨＤには児童のＡＤＨＤとは異なる特性がいくつも認められている。

成人のＡＤＨＤは、三歳の時点での脳の発達や学童期の知能指数などが健常群とほとんど変わらない。それに対して児童のＡＤＨＤは、同年代の平均と比べて知能指数が一〇ポイント低く、読字や実行機能にも顕著な困難がみられた。こうしたハンディは、年齢を重ねるとＡＤＨＤとは診断されなくなったが、三十八歳の時点でも残っていた。

ただし、三十八歳の時点で生活にどの程度支障があるかというと、両者の深刻さは逆転する。39頁のグラフに示したとおり、児童期のＡＤＨＤ群は、健常群よりわずかに支障を訴える程度で、大きな差はなかった。一方、大人のＡＤＨＤ群では、知能や実行機能などに目立った欠陥は認められず、障害の程度としては軽微であるにもかかわらず、本人が報告する困り度や行動上の問題はずっと深刻で、人生の満足度も低かったのである。

知能の特性についても、両者には質的な違いがみられる。国際的に用いられる知能検査

ＷＡＩＳ‐Ⅲでは、総合的な知能指数とともに、言語理解、知覚統合、ワーキングメモリー、処理速度の四つの群について指数を求めることができる。全体の知能が高いか低いかというだけでなく、この偏り具合が発達の偏りを示すと考えられ、診断を行う上でも重要視されている。

児童のＡＤＨＤでは、知能指数が一〇ポイント低かったが、特に低下が顕著だったのは、言語理解（九〇・〇）や処理速度（九〇・五）で、逆にもっともよかったのは知覚推理（九三・四）であった。知覚推理は、視覚的な情報処理の能力の指標である。児童のＡＤＨＤでは、言語的な情報処理能力よりも、視覚的な情報処理能力が勝っていると言える。

一方、成人のＡＤＨＤでは、言語理解（九九・〇）、ワーキングメモリー（九八・七）は、ほぼ平均の一〇〇に近く、逆に子どもの知覚推理に相当する知覚統合（九五・三）が、もっとも低かった。児童のＡＤＨＤではもっとも優れている視覚的な情報処理が、成人のＡＤＨＤでは逆にもっとも苦手ということになる。つまり、成人のＡＤＨＤ群は児童のＡＤＨＤ群とは真逆とも言える特性を示していたのだ。

もう一つの特性の違いは、性差にも認められた。児童のＡＤＨＤ群では男子の割合が高かったが、成人のＡＤＨＤ群では男女差がなかったのである。

両者が別物であることを示すエビデンスばかりだ。

苦しみの原因は何か

大人のADHDの方が行動の問題が深刻

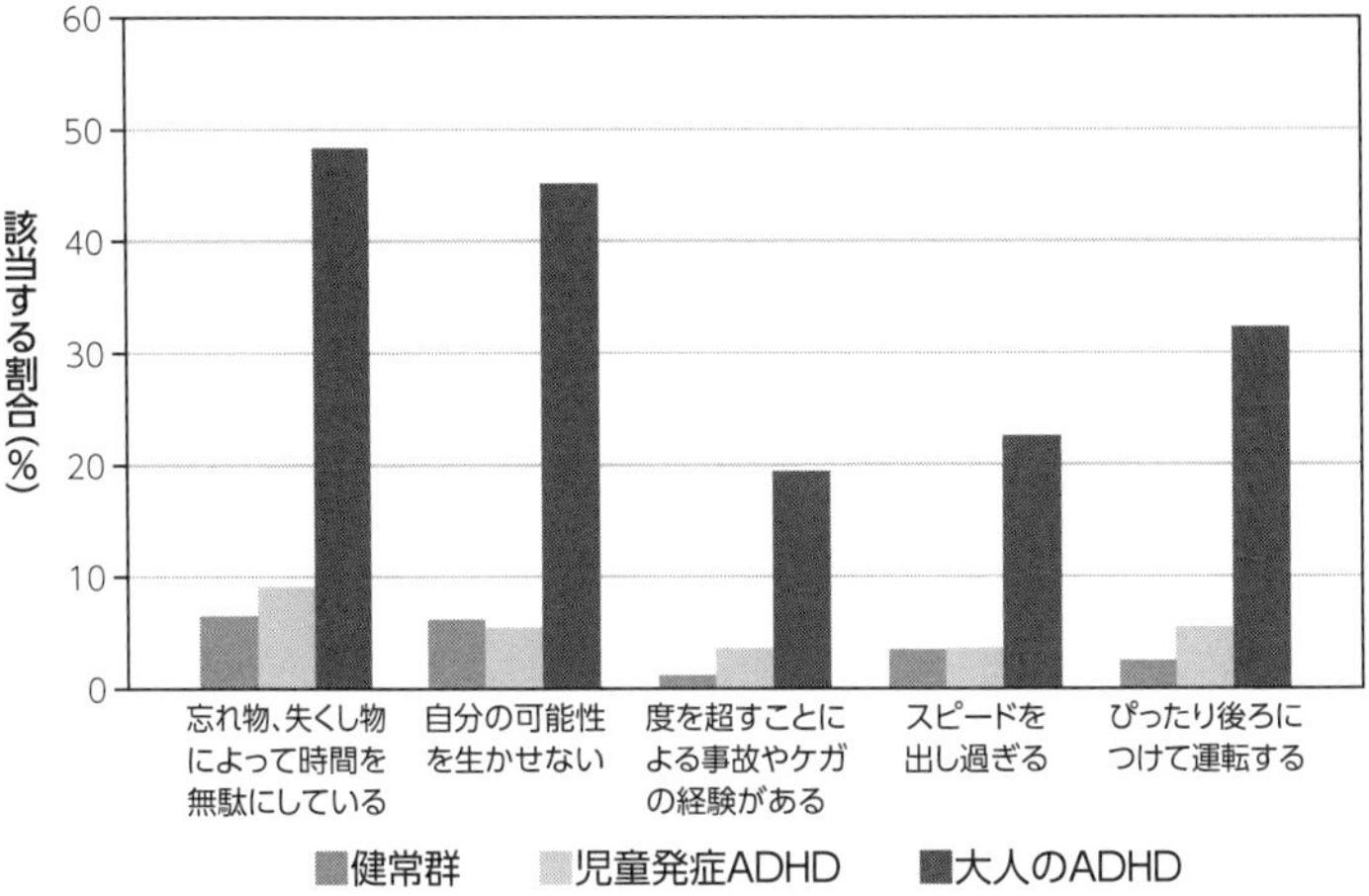

この論文の著者たちは、次のように述べる。

「我々のデータは、成人のＡＤＨＤが児童のＡＤＨＤとは同じものではない可能性を示している。このことは、ＡＤＨＤの症状を示している成人には治療は必要ないということを意味しているのだろうか。疑いの余地なく、ノーである。治療が必要な生活上の支障があることは、ケガに関連した保険請求の記録やクレジットの格付けが低いことからもそれぞれ裏付けられている。また、治療の必要性は、彼らの人生が思い通りにいかないこと、日々の忘れ物、借金やキャッシュフローを管理し適切に貯金することができないといった問題によって妨げられてばかりで、ごちゃごちゃにひっくり返っているため時間を無駄にし、自分の可能性を発揮することができなかったと思っている」ことからも明らかであると。

ＡＤＨＤの症状を示している成人では、事

故やケガのリスクが高いだけでなく、七割もの人が二十代、三十代のときに精神的な治療を受けようとしたことも、彼らの生きづらさを表している。成績不振や失業に苦しめられることも多く、うつ病やアルコール、薬物などの依存症の罹患率だけでなく、死亡率も高い。

実際、私自身、ＡＤＨＤではないかと疑ってクリニックにやってくる大人たちに接して感じるのは、彼らが大きな困難を抱えていて、混乱する生活に疲れ、苦しんでいるということである。彼らが助けを必要としているのは間違いない。問題は、その原因が「発達障害」にあるということに、大きな疑問符が付き始めているということだ。

もし、この論文の結果が示すように、「大人のＡＤＨＤ」の多くが発達障害とは異なる問題によって起きているとするならば、これまで薬物療法を正当化してきた根拠が大きく揺らぐことになる。

ニュージーランドにおける研究の翌年には、ブラジルとイギリスで行われた二つの研究の結果が発表された。いずれも長期にわたるコホート研究を行ってきた集団に対して、さらに追跡調査をして成人後（海外では、成人年齢は十八歳が一般的）の状態を調べることで、成人のＡＤＨＤが児童期から連続した発達障害なのか、それとも別の障害なのかを明らかにしようとした。

見落とされる合併症

まず一つ目は、ブラジルで行われた研究(6)である。ブラジルの南端部に位置する都市ペロタスで、一九九三年に生まれた五二四九人について、十一歳の時点から十八歳ないし十九歳まで追跡調査がなされた（年齢ごとの人数は少しずつ異なる）。十一歳の時点では、本人及び親から質問に答えてもらうという形で調査が行われた。最終的な調査は、十八歳または十九歳の時点で、訓練を受けた心理士の面接によって行われた。

この研究チームが特に重視したのは、ADHDと他の精神疾患の合併である。そのため、ADHDの症状が当てはまる場合でも、うつ病、双極性障害（躁うつ病）、全般性不安障害（絶えず漠然とした不安に悩まされる状態）、社交不安障害（人前や人と接する場面で不安が強い状態）、違法薬物の常習などが合併したケースと、合併症がないケースは区別して扱われた。これらの合併症は、注意力低下や多動・衝動性を引き起こす場合があり、ADHDと見違われることも多いからだ。他にも、喫煙や妊娠、性感染症、犯罪行為や収監歴、自殺企図、知能指数、学歴、収入などについても調べられた。

結果をみていこう。十一歳の時点で症状がADHDの診断基準を満たしたのは、全体の八・九％にあたる三九三名であった。一方、十八歳または十九歳の時点で調べてみると、症状が診断基準を満たした人は四九二名に上り、全体の一二・二％にも達した。ところが、合併症のあるケースを除くと、該当する人はほぼ半減し、二五六名になった。全体の六・三％である。中でも割合が高かった合併症としては、全般性不安障害が二四・九％、社交不安障害が二〇・二％、うつ病が一三・六％、双極性障害（躁うつ病）が七・四％となっ

児童・成人ADHDと男女比率

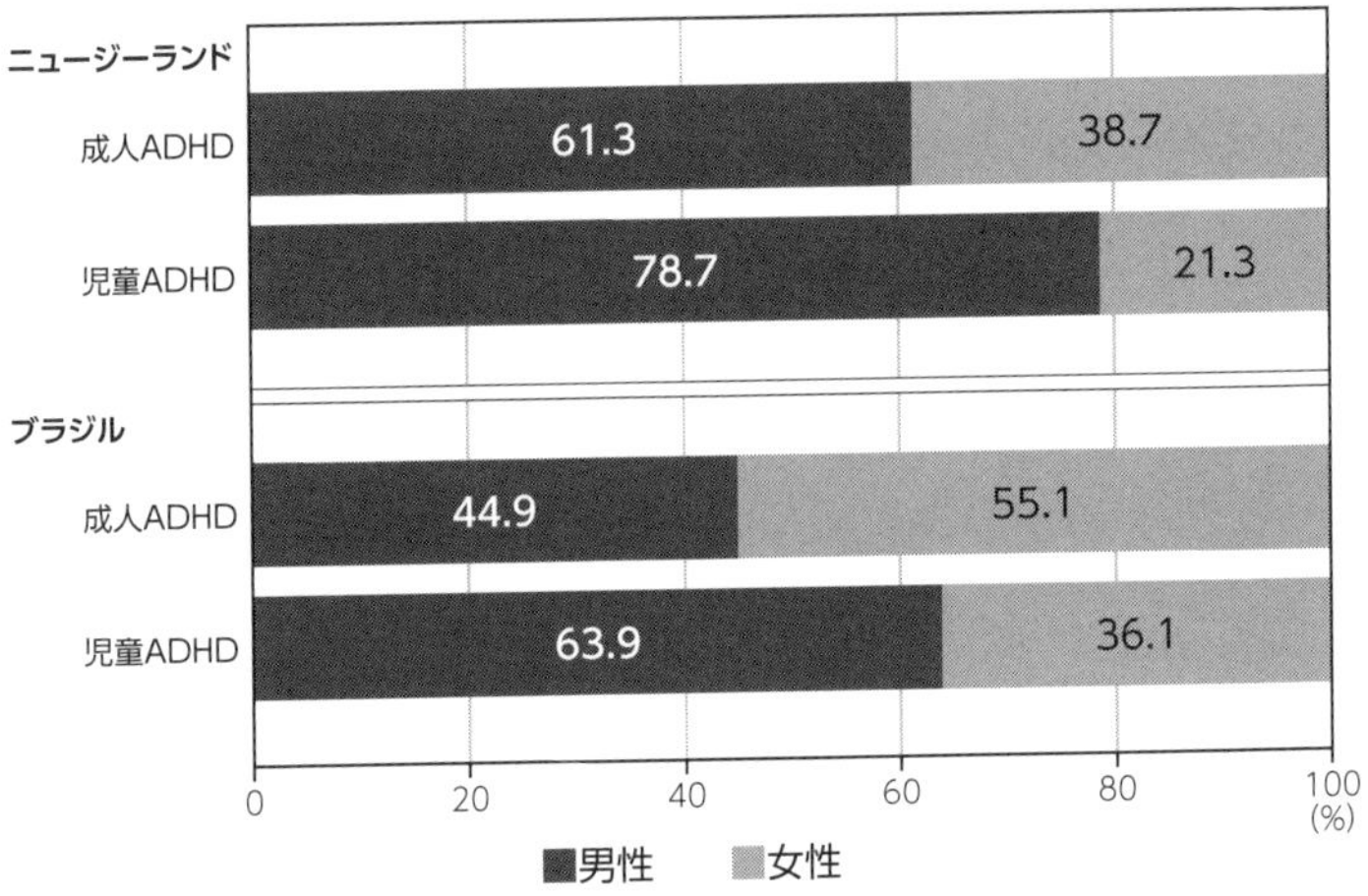

ていた。

この事実は重要な意味を持つ。不注意や落ち着きがないといった症状だけに目を奪われ、他の精神障害を見落とすと、擬似ＡＤＨＤをＡＤＨＤと診断してしまう危険が小さくないということだ。研究結果は、スクリーニング検査だけで診断してしまうと、患者数が約二倍に膨らんでしまう可能性を示している。

児童のＡＤＨＤと成人のＡＤＨＤが別の障害ではないかという点についても、ニュージーランドの研究結果を裏付けた。

たとえば性差である。児童のＡＤＨＤは男児に多かった（六三・九％）のに対して、十八、十九歳の時点でＡＤＨＤに該当するケースでは、女性が六一・〇％を占めていた。合併症のあるＡＤＨＤを除くと、女性が五五・一％となり、統計学的に有意な男女差は認められず、男児が六割以上を占める児童のＡＤ

11歳時にADHDだった子は、18歳では？

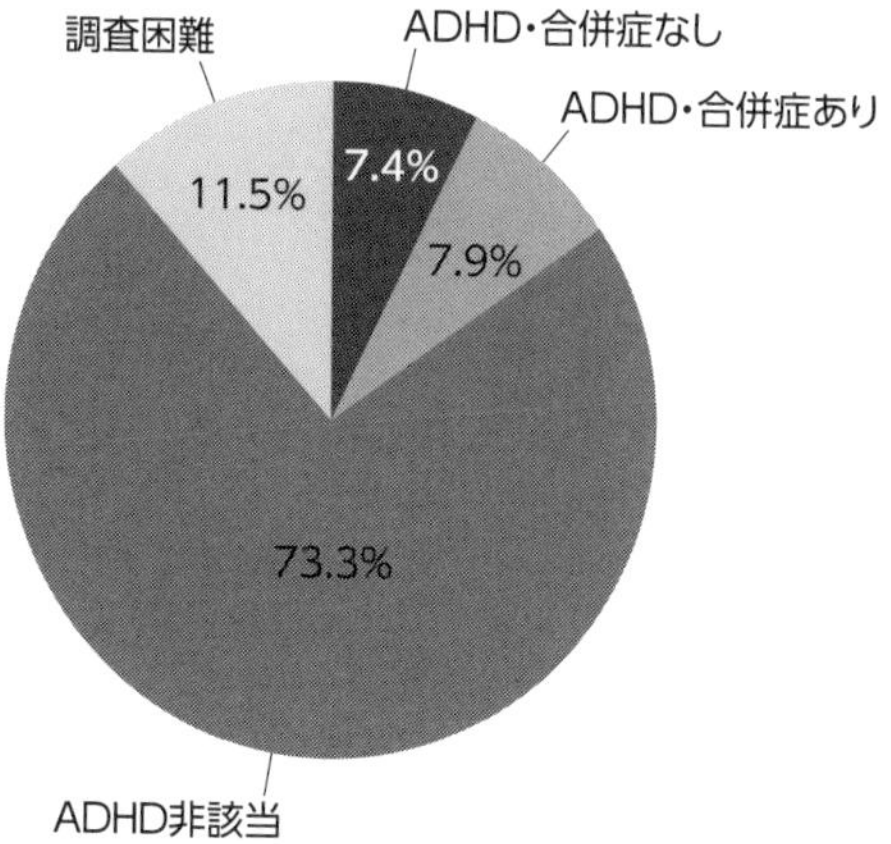

HDとは明らかに異なる特性を示したのである（42頁のグラフ参照）。

児童期のADHDとの連続性についてはどうだろうか。ニュージーランドの研究は三十八歳という中年期での診断であったが、ブラジルの研究は十八、十九歳と成人になったばかりの年齢であり、まだ児童期の名残が大きいことが予測される。

児童期にADHDと診断され、十八、十九歳の時点でもADHDの診断基準に該当した人は、六〇名（一五・三％）であり、合併症のあるADHDを除くと二九名（七・四％）と半減した。七三・三％にあたる二八八人は、十八、十九歳の時点で、ADHDの診断から外れていた。しかも、ぎりぎり診断基準に達しなかったというよりも、ほとんど症状が認められなくなっているケースが多くを占めたのだ（上のグラフ参照）。それゆえ、この論文の著者たちは、「診断基準の判定ラインを下げたとしても、結果が実質的に変わることはなさそうだ」と述べている。

　児童のＡＤＨＤには、その経過によって大きく二つのタイプがあることが知られている。一つは、四歳の時点で多動や不注意がみられ、小学校低学年の頃まではその傾向が強いが、十歳頃から急速に落ち着き始め、十二歳頃には診断に該当しなくなるタイプで「児童期限局型」という。もう一つは、幼児期から始まった症状が、十歳頃になっても落ち着くどころか、逆に悪化する傾向を示し、青年期まで続いてしまうタイプで「持続型」と呼ばれる。それ以外に、診断を受けるレベルではないが、軽度な多動・不注意の傾向が持続する「中間型（健常群との中間の意）」がある。頻度としては中間型がもっとも多く、児童の約八％にみられる。次いで児童期限局型が約六％、持続型が約四％と報告されている。[7] ただし、持続型も十八、十九歳の時点で八割以上が改善する。年齢とともに落ち着いていくという傾向は、発達障害の大きな特徴と言える。

　さて、十八、十九歳の時点で症状がＡＤＨＤの診断基準に該当した四九二名は、十一歳の時点でどうだったのだろうか。遡っても該当したケースはわずか六〇名（一二・二％、未回答の分を補正して一二・六％）にとどまった。およそ八八％は、児童期にはＡＤＨＤではなかったことになる。合併症のないＡＤＨＤに限ってみても、児童期にもＡＤＨＤが認められた人は一一・三％（未回答分を補正して一一・六％）でしかなかった（45頁のグラフ参照）。

　このように、ブラジルでの研究も、成人のＡＤＨＤは児童のＡＤＨＤが持続したものだ

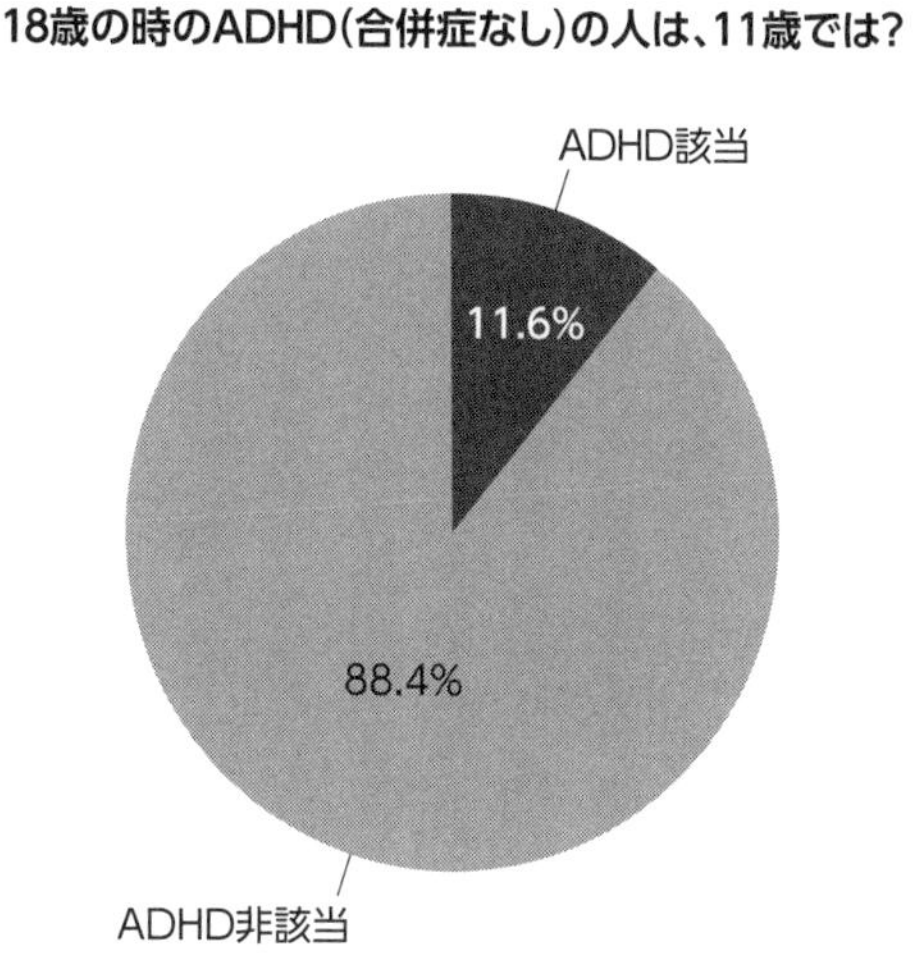

とする従来の定説を覆す結果を示したのである。

ちなみに、この調査は興味深い事実もあぶりだしている。十八、十九歳の時点で不注意な傾向を示す人のうち、子どもの時ADHDだった人は五一・七%、ADHDではなかった人は五四・一%という結果で、わずかながらADHDではなかった人の方が高くなっているのだ。そもそも、不注意な傾向がある人は若年成人の半数強を占めるということであり、不注意だからといって、それだけで治療の対象とすると、半数が治療を受けなければならなくなってしまう。

さらにダメ押しが

ブラジルの研究から間をおかずにイギリスでの研究結果が発表された[8]。

対象となったのは、イギリスのイングラン

ドまたはウェールズで一九九四年から一九九五年にかけて生まれた二二三二名の双生児で、家庭環境などの環境要因のリスクを解明するために長期的な調査が行われているコホート集団である。

ＡＤＨＤの症状や認知機能については、五歳、七歳、十歳、十二歳、そして十八歳の時点で、それぞれ面談や検査により評価が行われた。子どもの臨床所見とともに、妊娠中や周産期（お産の前後の時期）の問題や家庭環境などについて情報が収集された。十八歳時の調査では、関連する障害や全体的な機能、他の精神障害についても調べられた。

十二歳までにＡＤＨＤと診断されたのは全体の一一％にあたる二四七名であったが、そのうち十八歳の時点でも診断に該当したのは二一％にあたる五二名であった。八割近くが診断に該当しなくなっていた。

ただし、ＡＤＨＤの症状が残っていた五二名では、児童期の症状が重度であり、ＩＱなどの認知機能も低いといった傾向が認められた。これは、ニュージーランドでの研究と一致する結果だった。より不利な要因を抱えたケースほど、児童期のＡＤＨＤを成人した後も持ち越しやすいのである。

一方、十八歳の時点でＡＤＨＤと診断された人は一六二名に上ったが、そのうちの一一〇名は児童期（十二歳まで）にはそう診断されていなかった人たちであった。ＡＤＨＤは児童期に始まる発達障害だと定義されているにもかかわらず、全体の三分の二が児童期に始まっていなかったのだ。

発症が遅いグループは、十二歳以前からＡＤＨＤの診断を満たしているグループに比べて、小学生までは行動上の問題もあまりなく、また、高いＩＱを示していた。ところが、十八歳の時点になると、ＡＤＨＤの症状だけでなく、ＩＱといった認知機能の低下やうつや不安障害などの精神的合併症も、同程度に認められたのである。

この結果から、イギリスの研究グループも、成人のＡＤＨＤが児童期に発症する神経発達障害とは別物であるということ、言い換えれば、発達障害ではないという可能性を強力なエビデンスで示したといえる。

では、成人のＡＤＨＤの多くが発達障害ではないとすると、一体何なのだろうか。

そのことをさらに探っていく前に、そもそもＡＤＨＤとは何かという基本的な問題について、その歴史もひもときながら整理しておこう。

第三章　矛盾だらけの「ＡＤＨＤ」

意外に短い歴史

そもそも、ＡＤＨＤとは何なのか。

ＡＤＨＤは、遺伝や周産期のトラブルなど生まれ持った生物学的要因による神経発達障害の一つとして定義されている。そうである以上、大昔からその障害は存在したはずだが、長く気づかれなかっただけだというのが一般的な理解だ。

ＡＤＨＤに相当する疾患についての記載は、一九〇二年の、イギリスの小児科医ジョージ・フレデリック・スティルによるものが最初だとされる。

ところが、スティルが報告した二〇の症例は、多動や衝動性に加え、破壊的な暴力行為や自傷、道徳的な抑制欠如などの症状を呈したもので、[9] 現代ではむしろ、情緒障害とか破壊性行動障害（攻撃的で、非行や反抗を繰り返す状態）として理解される状態に近いと考えられる。その多くは施設で見つかったケースであり、養育環境という後天的な問題を抱えていたであろう。

では、ＡＤＨＤが先天的な神経発達障害だという根拠は、どこに由来するのであろうか。

治療薬の方が先に見つかった

その答えは、ＡＤＨＤという概念が誕生するまでの奇妙な歴史の中にある。

スティルの報告から二十年ほどして、再び多動や衝動性、破壊的行動といった症状を呈する子どもたちが急増した時期があった。原因は、一九一〇年代後半から二〇年代にかけてアメリカで大流行した脳炎の後遺症である。後に『レナードの朝』という映画でも広く知られるようになる嗜眠性《しみんせい》脳炎などのウイルス性脳炎が猖獗《しょうけつ》を極めたのだ。

損傷を受ける脳の部位により症状はさまざまで、多動や衝動性はその一部に過ぎなかったが、周囲の家族や関係者を悩ませるものだった。

アメリカで最初の児童精神科の専門病院であったエマ・ペンドルトン・ブラッドレー・ホームには、一九三〇年代になっても、そうした後遺症を抱えた児童が数多く入院していた。そこで多動の改善に有効な薬物が発見されたのは、まったくの偶然からであった。

エマ・ペンドルトン・ブラッドレーはブラッドレー家の一人娘であったが、七歳の時にかかった脳炎の後遺症により、てんかん発作や麻痺、知的障害などの障害を抱えていた。父親のジョージ・ブラッドレーは、グラハム・ベルが発明した電話の事業に投資し、財を成していた。その財力を使ってあらゆる治療を世界中に求めたが、エマの病状が改善することはなかった。両親の願いもむなしく、十八年間の闘病の末、エマは帰らぬ人となってしまう[10]。

その悲しみの中で、ブラッドレー夫妻は同じような子どもを抱える親たちの苦しみを少しでも減らせるようにと州政府に働きかけ、自らの家屋敷を提供して、一九三一年にブラッドレー病院が設立された。設立の趣旨に沿って、障害を抱えた子どもは誰でも受け入れ、経済的に余裕がない場合には医療費の請求も行わなかった。生涯にわたる支援をモットーとし、病院であると同時に長期居住型の療養ホームでもあった。その病院の二代目の院長となっていたのがエマのいとこの息子に当たるチャールズ・ブラッドレーである。

ＣＴやＭＲＩのなかった当時、脳の状態を知るために、脳脊髄腔に空気を注入してＸ線撮影を行う気脳造影法が使われていた。ただ、この方法には大きな欠点があった。撮影の後で、患者たちはしばしば激しい頭痛に苦しめられたのである。脳脊髄液が減ってしまうことによるものであった。

一九三七年のある日、チャールズは気脳造影を行った子どもに中枢刺激剤ベンゼドリンを投与してみた。髄液を作っている脈絡叢《みゃくらくそう》という部位を中枢刺激剤で刺激して髄液を増やせば、頭痛が軽減すると考えたのだ。すると、まったく意外なことが起きた。彼らは行動面で落ち着きが高まっただけでなく、勉強もよくできるようになったのだ。変化に気づいたのは、彼らの世話をしている看護師や教師たち、それに誰より子どもたち自身であった。子どもたちはこの薬のことを「算数の薬」と呼ぶようになった。薬を飲むと計算がすらすらできるようになったからである[11]。

そこで、行動に問題のある子どもを選んでベンゼドリンを投与してみると、行動面が改善しただけでなく、半数の子どもに学業面での顕著な改善が見られた[12]。ただし、チャールズ・ブラッドレーのこの発見は、あまり注目されることもなかった。当時は、子どもたちの行動上の問題が医学的な関心事となることも少なかったし、ましてや薬物療法により治療する対象とは考えられていないなかったのである。

ちなみにベンゼドリンは薬の商品名で、一般名はアンフェタミン、代表的な覚醒剤に他ならない。類似の誘導体であるメタンフェタミンとともに、軍のパイロットや軍隊が、眠気覚ましとして、また士気を上げる目的で盛んに使ったが、その後、連続使用すると依存性や幻覚作用、薬が切れてきたときの抑うつなどの問題があることが明らかとなり、戦後は法的に使用が規制されるようになった。

一九三〇年代から四〇年代にかけて、多動や衝動性などを呈する症例は「微細脳損傷」とか「微細脳機能不全」と呼ばれるようになった。脳炎だけでなく、外傷など他の原因でも同じような状態が起きたり、目立った原因がわからないものの同様の症状を呈するケースもあったからである。

一九五二年、アメリカ精神医学会は、DSM-Iに「微細脳機能障害（minimal brain dysfunction）」を採用した。多動を特徴とする小児の障害が公式の診断名として認められたのは、これが最初である。

ただ、脳炎や外傷の後遺症は外因によるものであり、遺伝性が強い生まれ持った障害という今日のADHDの定義とは一致しない。

では、今日の定義に、どこからすり替わったのだろうか。

落ちこぼれから障害者へ

一九五七年、ブラッドレー・ホームに勤務していた児童精神科医のモーリス・ラウファーとエリック・デンフォッフが、「多動・衝動性障害」という診断概念を提案した。それは、今日のADHDの概念にほぼ相当するものであり、微細脳機能障害とは、二つの点で決定的に異なるものであった。

第一は、落ち着きがなく集中が続かないというごくありふれた状態が、中核症状に据えられたことである。それゆえ、正常な発達との間にそれほど明確な差もなく、成長とともに改善することも多いものとされた。発達の過程でみられる一過性の障害という新しい考え方が登場したのである。

第二は、この診断概念が学校や社会からの要請を反映したものだったことである。(13)

戦後に起きたベビーブームにより、五〇年代の学校には子どもたちで溢れていた。と同時に、一次産業から二次産業への産業構造の変化や経済成長にともない、技術者など新しい産業の担い手へのニーズが高まり、学業成績が非常に重視される空気が社会全体に広がった。そうした中、授業に集中できずに周囲の迷惑になる子は「多動症」という障害をもつのだと説明され、薬を飲めば落ち着いて座っていられるようになると治療の可能性が示されることは希望を与えた。だが、見方を変えれば、社会の変化が学業に適さない子どもたちを落ちこぼれから障害者へと分類し始めたともいえる。

教育的な努力で対処することに限界を感じ始めていた教師たちも、次第に、医学的な救済手段にすがり始めた。それをさらに推し進めたのは、六〇年代に広く配置されるようになったスクールカウンセラーである。彼らの重要な役割の一つは、多動症の子どもを見つけ出して、医療機関への受診を勧めることだった[14]。

その頃の多動症に対する見方は、今日よりも楽観的なものであった。実際には知的能力も優れていて行動力もあるのに、不注意や多動といった障害のために学力が低迷しているのであり、治療を受ければ本来の能力を発揮できるようになると考えられたのである。

そうした期待を一気に現実のものとし、多動症の薬物療法を一般的な治療法にしたのが、メチルフェニデート（商品名リタリン）の開発だ。

開発者の妻リタの名からとられた可愛いネーミングにもかかわらず、リタリンの発売当初の営業成績はぱっとしないものだった。転機は、高齢者のうつ状態や活力低下の改善という当初のターゲットを小児の多動症に変更したことである。落ち着きのない子どもに使われるようになると、その効果に誰もが目を瞠《みは》ることとなった。

しかも、メチルフェニデートは、アンフェタミンに比べて、効果が比較的ゆっくりと発現し、依存性も少ないとされた。一九五五年にすでに認可されていたが、多動症への医療的な使用が始まったのが一九六〇年である。

それは、まさに時代のニーズに応えるものであった。五七年にラウファーとデンフォッフが提案した「多動・衝動性障害」の概念は、六八年に出たDSM-IIで「小児期の多動反応（hyperkinetic reaction of childhood）」として採用された。「多動反応」という名称には、生物学的な要因だけでなく家庭や学校からの心理社会的な要因に対する反応という要素も重視されていたことを示している。(15)

精神分析 vs. 薬物療法

六〇年代から七〇年代にかけて、アメリカ精神医学界は、新旧二つの勢力が入れ替わる変動期を迎える。

戦前までは神経学的な要素を重視する精神医学が支配的だったが、ユダヤ人の精神分析家たちがナチスの手を逃れヨーロッパからわたってくると、精神分析が圧倒的な支持を得るようになった。戦中、戦後と精神的な問題を抱える人が増えたことと、まだ有効な薬物療法がなかったことも追い風となった。

ところが、六〇年代に入ると、精神分析の非科学性に対する批判が強まる。多動症を去勢不安やペニス羨望といった概念で説明されるより、脳炎後遺症のような脳神経機能の障害だと説明される方が納得できる人が増えていた。神経症を説明する理論であった精神分析が、過剰適用されたことによって、かえって信頼の失墜を招くことになったのだ。

凋落を決定的にしたのは、統合失調症の薬であるクロルプロマジンなど画期的な向精神薬が開発されたことである。精神分析では何年かかっても治らなかったケースが、薬の服用でみるみる改善するという事態が日常的に起きるようになった。

精神分析などの心理社会的アプローチに対して、精神疾患を神経学的なメカニズムから理解し、薬物療法などによって改善を図ろうとするアプローチは、生物学的精神医学と呼ばれた。誰の目にも、どちらが改善に有効なのかが明白に思えた。

時代の流れというものは、しばしば極端に振れがちである。生物学的精神医学と、精神分析や社会精神医学（精神障害を社会的な観点で理解し治療しようとする分野）などの優れた点を統合しようという声も上がっていたものの、時代の潮流は一気に、薬物療法を中心とする生物学的精神医学へとシフトしていった。

その勝利が決定的となった領域の一つが、多動症だった。

多動は神経レベルの生まれ持った問題であり、薬物で対処すればいいという明快な説明は、ことに保護者に救いとなった。精神分析は、幼児期からの養育要因を重視する立場であり、保護者が責められがちだったからだ。生物学的精神医学は、親の育て方の問題ではないとはっきり宣言した。結果として、心理的なカウンセリングや家庭環境の調整といった心理社会的アプローチは、あまり重視されなくなった。

生物学的精神医学の勝利の記念碑ともなったのが、一九八〇年に出たDSM-Ⅲである。DSM-Ⅱの執筆者の多くを占めていたのは精神分析医であったが、DSM-Ⅲでは生物学的精神医学を奉じる精神科医たちにすっかり入れ替わったのだ。それまで統計調査が目的だったDSMは、ここから明確な診断基準を設け、医師間の診断のブレをなくそうとする。それは、客観性を重視する生物学的精神医学のプラスの側面だと言えた。

DSM-Ⅲで登場した「多動性障害」という概念は、一九八七年に出た改訂版DSM-Ⅲ-Rにおいて「注意欠如／多動性障害（attention deficit /hyperactivity disorder：ADHD）」に変更された。ADHDという診断名が正式に用いられるようになったのは、この時からである。

発達障害という概念の成立

ADHDの概念の成立は、「発達障害」という概念の成立と軌を一にしていた。

ADHDとは別に、「自閉症」と呼ばれる状態が、第二次世界大戦中の一九四三年に初めて報告された。戦後しばらくは精神分析の影響下で、養育要因が重視されたが、やがて遺伝などの影響が強いことが裏付けられ、生まれ持った要因によって起きる神経発達の障害として理解されるようになった。そして、一九八〇年代に、同じように先天的要因の強い知的障害や学習障害、それに、名前が付けられたばかりのADHDなどとともに、発達

障害と総称されるようになったのである。(16)

家庭などの環境要因に原因を求める従来の考え方と違って、遺伝要因などの先天的要因を重視する「発達障害」という新しい概念は、親を罪悪感で苦しめることもなく、受け入れられやすかった。教師やカウンセラーも、医療につなげることで改善できるとわかり、対処の術《すべ》を手に入れた。こうして、発達障害という概念は、臨床や教育の現場に急速に浸透していくことになる。

深刻さを増す子どもの状況

かくして、遺伝など生まれもった要因の強い中枢神経の発達障害、すなわち「神経発達障害」という概念が成立し、ＡＤＨＤについては薬物療法が有効な治療法として確立された。診断し、薬によって治療するという生物学的な精神医学の真骨頂が示されたかに見えたのだが、一つ問題があった。

生まれもった障害であれば、知的障害や学習障害がそうであるように、急に増加するという事態は起こらないはずだ。ところが現実には、ＡＤＨＤが増え続けることになったのである。

第一章で紹介したように、アメリカの全国規模のデータでみると、ＡＤＨＤと診断されたことのある児童（三歳〜十七歳）は、二〇一二年までの十五年間で二倍近くまで増え続けている。

この驚くべき患者数の増加を、どう説明すればいいのだろうか。遺伝性の強い生まれ持った障害という定義と矛盾していないだろうか。

薬の治療を受けた児童の数となると、もっと増え方は激しくなる。メチルフェニデートが処方された多動症のケースは、一九八七年には児童の〇・六％に過ぎなかった。ところが、一九九七年には二・七％になり[17]、二〇一一年にはおよそ六％の児童が服用していると報告されている[18]。二十五年の間に一〇倍の児童が抗ＡＤＨＤ薬を処方されるようになったのである。

だが、残念ながら、薬物療法の爆発的な普及が、中長期的に見て、事態を改善しているようには見えない。

たとえば、抗結核薬の登場によって、結核の脅威は格段に小さくなり、サナトリウムが患者であふれるということも過去の光景となった。抗精神病薬の登場も統合失調症の予後を大幅に改善し、精神科病院が患者であふれ、増床を繰り返すという状況も昔語りとなった。

そうした状況と比べたとき、治療薬が使われるようになって何十年も経つというのに、ＡＤＨＤの問題が沈静化するどころか、ますます悪化しているのはどうしてなのか。

考えられる可能性

患者数の急激な増加を引き起こしている要因として、第一に考えられるのは、診断基準が緩められ、多くのケースが基準に該当するようになったということである。定義や基準が変更になり、診断の拡大が行われたのは、一九六八年のDSM-Ⅱ、一九九四年のDSM-Ⅳ、二〇一三年のDSM-5がそれぞれ出たときである。六〇年代以降の多動症の増加は最初の変更が影響したと考えられるが、二度目、三度目の変更は、むしろ大人のADHDの診断の増加に関係している。不思議なのは、児童のADHDについては診断基準の大きな変更がない八〇、九〇年代以降も、治療薬の使用が爆発的に増え続けていることだ。

そこで、第二に考えられるのは、多くの臨床医が、積極的にADHDと診断するようになったという可能性である。ADHDに該当するかどうか微妙な場合も、少し判定を甘くすれば、いくらでも診断がついてしまう。薬剤メーカーが簡易なチェックリストを作り、医師が診断しやすいように提供することもあった。教師や保護者に対する〝啓蒙活動〟など、薬剤メーカーの過剰な販売促進活動は、アメリカにおいてさえ当局から規制がかけられたほどだ。医療機関にやってくる保護者は、我が子をADHDだと疑い、診断や投薬治療を望んでいることが多い。チェックリストによるスクリーニング検査で、該当する項目に進んでチェックを入れようとするだろう。

こうした状況は、八〇、九〇年代以降の増加を後押ししたに違いない。困っている患者や家族がいて、その症状を改善できるかもしれない治療法があるとき、医師がそれを使わないという選択をする方が難しい。

中枢刺激剤が多動や不注意に効果があることは、第二次大戦前の一九三七年にわかっていた。当時はまったく普及しなかったのは、ニーズがなかったからだ。その二十年後に「多動・衝動性障害」という診断名が登場したとき、中枢刺激剤は治療薬として急速に広まった。その診断に当てはまる子どもたちが、明らかに目立つようになっていたからだ。

そこで浮かび上がるのは、診断基準に該当する児童の数が実際に増えているのではないかという第三の可能性である。

もしADHDの子どもの増加が診断率の上昇によるのなら、まだ診断率の低い集団ほど、より大きな伸びがみられ、すでに診断率が高い集団では、頭打ちの傾向がみられるはずだ。ADHDと診断された子どもの割合は、社会経済的に厳しい階層で高い。診断率の問題であれば、もともと診断率が低い社会経済的に余裕のある階層で、高い上昇を示すはずである。事実は、どうか。CDC（アメリカ疾病対策センター）が出したレポートによると、先にも触れた全米規模の調査において、二〇〇三年から二〇〇七年の四年間でより著しい診断率の上昇を示したのは、もともと診断率の高かった社会経済的に恵まれない階層の方であった。一般の医療保険に加入している子どもでは七・〇%から八・一%へと一六%増加したのに対して、メディケイド（生活保護による医療保険）を受けている子どもでは、一〇・八%から一三・六%へと増加していた。さらに、医療保険をもたない子どもでは三六%も増加していたのである[19]。

この事実は、ADHDが実質レベルで増加していることを支持するだけでなく、不利な環境が増加に拍車をかけていることを示している。だが、それは、ADHDは遺伝要因の強い神経発達障害であるという前提と矛盾しないのか。

もう一つ説明のつかないことがある。同じ神経発達障害である学習障害や知的障害は横ばいのままとどまっているのに、ADHDはなぜ異常なペースで増えているのか。

ADHDという混沌《カオス》

神経発達障害という確固とした名称とは裏腹に、その実体は、それほど確かなものではない。なかでも、ADHDという概念の素性は、短い歴史をたどるだけでも、かなり混沌としたものだ。脳炎後遺症のような器質的異常による神経系の障害という概念と、集中力を欠き学習に困難を抱える子どもという身近な問題。まったく無関係な両者が接ぎ木され、いつのまにか、確立された概念であるかのように扱われだしたのだ。

だが、元をたどれば、教室で学習や行動の問題を示す子どもたちの状態を、脳炎後遺症と同じような神経系の障害だとする、かなり乱暴な仮説から始まっていた。どちらも不注意や多動という症状が似ているとはいえ、一方は遺伝性が強いとされる障害であり、他方はウイルスによる外因性の障害であることからしても、何ともちぐはぐである。

そのちぐはぐさは、さまざまなところにボロを出す。たとえば、次のような事実をどう理解すればいいだろうか。同級生でも、早生まれの子ども、つまり入学時の年齢（月齢）が幼い子どもでは、遅生まれの子どもに比べて、ADHDと診断されている割合が三〇～六〇％も高いだけでなく、中枢刺激剤による治療を受けている割合が二倍にもなるのだ。[20][21]

何日か遅く生まれて、学年が一つ下がると、抗ＡＤＨＤ薬を飲まされる危険は半分になる。その事実は、子どもたちの〝障害〟が、同じ学齢の子どもに同じことを求め、遅れをとる子どもを問題視する学校という環境の人工的な産物に過ぎないことを示してはいないだろうか。

この知見に基づくと、アメリカでは、およそ一一〇万人の子どもが、少し早く生まれて上の学年に入れられたばかりにＡＤＨＤと診断され、八〇万人が薬を飲んでいる計算になるという[22]。

ところが、そうした矛盾をものともせず、ＡＤＨＤを確固とした一つの障害として確立しようとする「努力」は営々と続けられてきた。

中でも有望視されたのは、この二十、三十年、長足の進歩を遂げている脳の画像診断である。ＡＤＨＤの患者の脳には、形態異常だけでなく、機能や神経線維の走行にも健常群と比べて差異が認められるという報告が積み重ねられ、神経発達障害という根拠が裏付けられていくかに見えた。

たとえば、近年、発達障害などの神経発達の障害を伴う状態を解明する上で、非常に注目されているのが、ＤＴＩ（拡散テンソル画像）である。ＤＴＩは、大脳白質（大脳皮質の下に広がる領域で、各領域を神経線維でつないでいるが、神経線維は白いため、白く見える）の神経線維が、どのくらい均一に走行しているかや、ネットワークをどのくらい張り巡らせているかなどを数値化して解析することが可能で、それにより、神経線維の不揃いやネットワークの未発達を見つけ出し、神経発達の障害を裏付けられるのではないかと期待されている。ただ、実際に得られている結果はかなりまちまちで、神経ネットワークの統合性が低下しているという報告[23]と、上昇しているという報告[24]が混在しているような状況だ。また、異常を認めたとする領域も研究によりかなりばらつきがあり、ADHDに特異的な変化を示す領域は見つかっていない。脳の構造や機能についても同様だ[25]。

もう一つ、決定打となることが期待されてきたのが、原因となる遺伝子の解明である。ADHDは遺伝子の関与が大きい障害とされ、遺伝率（発症が遺伝要因に起因する割合）はおよそ七六%と推測されている[26]。しかし、原因となりうる遺伝子は数十個あるが、どれも影響は軽微で、結果が他の研究者によって再現されないことも少なくない。最もリスクの高い遺伝子（DRD4 7R：ドーパミンD4受容体の多型で、七回反復配列をもつタイプ）でさえも、九つの研究では関連を認めたが、四つの研究では認められなかった。関連を認めた研究でも、そのリスク遺伝子をもっていてADHDを認める人と認めない人の比率（オッズ比）は、アジア人で一・三[27]、ヨーロッパ人で一・六であり、アラブ人では、逆にリスクが〇・七と低下する[28]。これを、たとえば、親が生活保護を受けていることによるオッズ比二・七と比較すると、リスク要因としてはそれほど強くないことがわかるだろう。

同じ発達障害でも、自閉症では、非常に高い確率で自閉症を引き起こす遺伝子変異が知られている。そこからの類推で、同じようにADHDも、何らかの遺伝子変異によって起きていると考えられてきたきらいがある。だが、この数十年間、研究者が血眼になって探しまわっても、高い確率でＡＤＨＤを引き起こすような遺伝子変異は見つかっていない。

近年では、その遺伝子をもっていても〇・一％も発症が増えないレベルの変異も含めて、影響を調べることができるようになっている。関係する遺伝子すべての影響を数値化したのが、ポリジェニック・リスク・スコア（ＰＲＳ：多遺伝子危険スコア）である。ところが、そこまで徹底的に調べても、ＡＤＨＤの発症における遺伝子の影響は、現在のところ、児童期から青年期まで続く持続型で二五、二六％、児童期限局型ではわずか二％にとどまっているのが現状だ[29]。

つまり、特定の遺伝子を持つからと言って即発症するようなものではないどころか、すべての小さな変異まで足し合わせても、リスクの予測は難しい状況なのだ。最近、遺伝子を調べて発症リスクを予測するということが、乳がんや前立腺がんなどで行われるようになり、高い確率で診断できるようになりつつあるが、ＡＤＨＤに関しては、その精度は到底高いとは言えないのである。

脳神経を調べても、遺伝子を調べても、今のところ、ＡＤＨＤを診断することはできない。ＭＲＩや光トポグラフィのような脳画像検査、脳波や遺伝子検査をしたところで、ＡＤＨＤに固有の異常が発見できるわけではなく、正確な診断につながるわけでもない。ＡＤＨＤに特異的なバイオマーカー（その疾患を診断する決め手となる症状や検査所見）が見つかっていないのである。

むしろ明確になってきたのは、ＡＤＨＤが非常に多様なものの寄せ集めで、複数の遺伝子だけでなく、環境要因にも強く影響を受けているということだ。

それでも、遺伝率七六％と言われると、遺伝子でほぼ決まる遺伝疾患のような印象を与えるかもしれない。だが、たとえば、肥満（ＢＭＩ）の遺伝率も同じくらいだと報告されている。(30)

遺伝率への疑問

さらに疑問視され始めているのは、そもそもこの遺伝率なるものが正しいのかということである。先に見たように、実際の遺伝子の影響を足し合わせたものと、あまりにも隔たりがあるのだ。そこで、疑惑の目が向けられているのが、遺伝率を求める際に一般に使われている双生児研究という方法である。

双生児研究では、一卵性と二卵性の双生児で発症率や症状がどれくらい一致するかを調べ、遺伝要因と環境要因の関与する割合を推測する。遺伝要因が大きい場合には違いが大きくなり、環境要因が大きい場合には違いがあまりなくなる。

ただ、この方法には一つ落とし穴がある。養育環境による要因が正確に検出されにくいのだ。双生児研究は、一卵性でも二卵性でも養育環境は共通だということを前提としている。しかし、二卵性の場合、半分のケースは性別が異なる。気質や能力も、通常のきょうだいのように異なっている。気質も能力も異なる息子と娘に、母親も父親も同じようにかかわれるだろうか。

気むずかしい気質や活発な気質の子と、穏やかでおとなしい気質の子では、親のかかわり方は当然違ってくる。だが、一卵性と二卵性で養育環境に差はないという前提で計算が行われるため、親のかかわり方の違いも遺伝要因または養育環境以外の環境要因（非共通環境要因）に帰せられることになる。

さらに厄介なのが、親子の間では半分の遺伝子が共有されるため、同じような気質をもつことも多く、両者の間で相互作用が避けられないということだ。たとえば、お互いに気むずかしく頑固な親子関係は過酷なものになってしまいやすい。他の人が親であればまったく違ったかかわり方をしていたかもしれないという点で、それは養育要因（環境要因）なのだが、通常の双生児研究の方法では遺伝要因に含められてしまう。

それだけではない。多くの研究では、親が子どもの状態を判定する。しかも、用いられる調査票は、症状の存在や程度についてばかり答えさせるものである。こうした方法では、コントラスト効果と呼ばれるバイアス（測定者による偏り）を生み、きょうだい間の違いばかりが強調されやすい。違いが過大に評価されれば、遺伝要因が大きく見積もられてしまう。実はこうしたバイアスは、工夫次第で避けることができる。親ではなく教師が判定したり、客観的な評価方法（手首などにつける装置アクチグラムにより多動を計測する方法など）を用いた調査では、遺伝要因が下がり、他の研究ではほとんどゼロとされる共通環境要因（養育要因に相当）の関与が三〇〜六〇％に上ったと報告されている[31]。

また、一般に遺伝率は、遺伝子間の相互作用や遺伝子と環境の相互作用の影響はないものとして計算されている。実際には、こうした影響が少なからずあるわけで、それを無視した分、遺伝率は高めに算出される。研究によっては、きょうだい間で共有される共通環境要因は無視して、最初から計算に入れていない場合も多い。当然、その分、遺伝率は高く計算される。

かくして養育要因は過小に評価され、遺伝要因が過大に評価されやすくなる。七六％という遺伝率も、こうして水増しされている可能性が高いのである。

遺伝要因や養育要因の関与を正確に測定するためには、通常の双生児研究だけでは限界がある。より正確に遺伝率を算定するためには、養子研究という方法を併用して、たとえば、一卵性と二卵性双生児がそれぞれ異なる家庭環境で育った場合に、症状や発症率がどのくらい一致するかを調べる必要がある(32)。

ところが、この方法にも問題がある。ADHDの場合、養子になること自体が、発症リスクを大きく増加させてしまうのである(33)。

この限界を突破する方法として、ある斬新な試みが行われた。近年、不妊治療が普及し、他人から卵子の提供を受ける女性も増えている。受精した直後から自分のおなかの中で育てるので、養子のように、途中から育てることによる影響をなくすことができる。無論、遺伝的な母親と養育する母親は別なのだから、子どもにはどちらの影響が強いか、つまり、生まれ（遺伝子）か育ち（養育環境）かという問いに、明確な答えを出せるはずだ。

そう考えた英米各地の研究者たちがチームを組み、卵子提供を受けて妊娠したケースや出産直後に養子となったケースについて、遺伝的な親と育ての親のどちらが子どものADHD症状に関係しているかを調べた。その結果は、驚くべきものだった。実の母親のADHD症状は子どもの症状とはまったく無関係で、育ての母親のADHD症状とだけ、統計学的に有意な相関を認めたのである(34)。

この事実は、親の遺伝的影響とみなされているかなりの部分が、実は、そうした特性を持った親に育てられることによるものである可能性を示している。ADHDの親を持つ子がADHDになりやすいのは、ADHDの遺伝子を受け継ぐからではなく、ADHDの特性を持つ親の養育の仕方によるという可能性だ。

この結果が真実だとすると、遺伝要因の強い神経発達障害としてのADHDという概念は、双生児研究の落とし穴が生んだ幻ということになりかねない。

行動上の問題とADHDは別物?

この章を閉じる前に、もう一つ触れておきたいことがある。

一つの疾患の遺伝率というものは疾患固有のものであり、通常は年齢が少し違ったくらいではほとんど変わらない。ところが、ADHDでは、年齢のわずかな違いにより大きな変動がみられるのだ。四〇〇〜五〇〇組の双生児からのデータをもとに十二歳、十四歳、十六歳の時点でADHD症状の遺伝率を求めた研究によると、不注意についてはほぼ同じ遺伝率が認められたが、多動・衝動性については、年齢により大きく変動する。十二歳の時点では七〇％を超えているが、十四歳では三一％、十六歳では四二％と大幅に低下したのだ。代わって、共通環境要因（養育要因に相当）が五〇％を上回った。環境要因が遺伝要因を逆転したことになる。それでも、同じＡＤＨＤだと言えるのだろうか。

これまでも再三指摘されてきたように、ＡＤＨＤの症状と「行動上の問題」の深刻さは、必ずしも一致しない。不注意や多動といったＡＤＨＤ症状も生活上の困難をもたらすが、社会生活にはるかに深刻な影響を及ぼすのは、そこに反抗や攻撃性など行動上の問題が加わったときである。

ところが、こうした行動上の問題を伴う状態では、遺伝要因の関与は一〇％未満に低下し、環境要因の影響が著しく強い(35)。

活動的で新奇なものに注意が向かいやすい特性は、遺伝性が高く、先天的な要素が強い素質だと言えるかもしれない。しかし、そうした特性を活かして活躍する人もたくさんいる。それを障害として扱う必要などないはずだ。実際に、治療を切実に必要としているのは、反抗や攻撃性といった行動上の問題が深刻なケースである。ところが、どちらにもＡＤＨＤという診断を与えて同列に扱ってしまうと、人生を困難にしている本当の要因を覆い隠してしまわないか。

診断における混乱

これまで述べてきたことを整理してみよう。

ＡＤＨＤと定義される症候群の実体は極めて混沌としており、画像診断や遺伝子診断も、診断の確実な裏付けを与えられる状況にはほど遠い。「ＡＤＨＤは神経発達障害である」という現在の概念は、多動や不注意というありふれた症状と、脳炎後遺症のような脳神経機能の障害を結びつけ、先天的な神経機能障害とみなすことによって成立したものであるが、その前提を支えるほとんど唯一の根拠は、高い遺伝率にあったと言える。

だが、高い遺伝率を裏付ける根拠とされてきた研究に方法的な問題があり、遺伝要因が実際にはもっと小さく、養育要因やそれを含む環境要因、および環境との相互作用による部分が大きいということになれば、ＡＤＨＤを神経発達障害として理解するこれまでの考え方は、大幅な修正を余儀なくされるだろう。

ましてや、思春期以降のケースや行動上の問題を伴うケースにおいては、双生児研究でさえも、環境要因の関与が大きいことを示している。それらを遺伝要因の強い神経発達障害であるＡＤＨＤと診断することには根拠がないばかりか、本当の要因を見誤らせ、真の解決から遠ざからせるだけだろう。

こうした混乱を反映して、実際に行われている診断の過程も実に怪しげなものになっている。目下のところ、診断の根拠になっているのは本人、あるいは保護者や教師から得た情報に基づいた症状や経過であり、補助的に注意力や処理能力といった認知機能の問題を調べるための検査が行われる。

驚くべきことに、ＤＳＭの最新の診断基準において、ＡＤＨＤと診断するために、後者の検査は必要とされていない。本人または保護者、教師からの申し立てによって診断して良いことになっているのだ。実際には、その診断基準をさらに簡便にしたチェックリストにチェックを入れてもらうだけで、診断が行われることも珍しくない。

良心的な専門家は、さすがにそうしたことはせずに、検査を行って客観的な裏付けを得ようとする。ただ、診断基準自体が検査結果ではなく症状に基づいているため、申し立てられる症状が検査結果と一致しない場合、前者が優先される。そこから、奇妙な事態が起きることになる。

多くの人は、注意力や処理速度の検査をすれば、ＡＤＨＤの人では低下が認められ、それによって容易に見分けがつくと思われるだろう。

ところが、実際にＡＤＨＤと診断された人の処理速度や注意力を検査すると、平均より劣る人が多い一方で、平均を上回る人が三分の一程度存在する。中には、平均をはるかに上回っているのに、ＡＤＨＤと診断されてしまう場合もある。検査では平均よりも優れた能力を発揮しても、本人や家族、教師としては困っていることが少なくないのである。

そうした矛盾に満ちた状況を、診断の実際とともに次の章で紹介することにしよう。

第四章　症状診断の危うさ

多動で不注意な男の子

前章で見た通り、ＡＤＨＤの実体は、それほど明確なものではない。遺伝子も脳画像も診断の決め手とはならない。現実には、検査さえ行わず、症状や経過だけで診断することが容認されている。しかし、そのことが、さらに混乱を助長している。

本章では、筆者がどのように診察しているかを描き出しながら、症状診断にひそむ落とし穴を見ていきたい。どこに着目して、何を調べ、どう判断するかを知ることは、診察を受ける人の参考になるかもしれない。

小学二年生のY君が、母親に連れられて来院した。落ち着きがなく、勉強にも集中できない、ADHDかもしれないと、担任から受診を勧められたとのことであった。くりっとした目が印象的な、まだあどけなさの残る男の子だ。こちらを不安そうに見ながら、体をもじもじさせている。好きなものを聞くと、大事そうに持っているカードを見せてくれた。カードについて聞くと、夢中でモンスターの種類について教えてくれる。

母親が涙ぐみながら話してくれたところによると、Y君の妊娠がわかったとき、仕事を続けたかったので、戸惑いがあったという。心から望んでの妊娠ではなかったうえに、つわりもひどく、ワナにはまったような気持ちだった。

帝王切開で生まれた我が子を見せられたときも、あまり可愛いと思えなかった。神経質な子だったので、育児は大変だった。だから、生後半年で保育所に預けて仕事に戻れたときはうれしかった。

一歳くらいまでは、生育も順調だった。歩くのも早く、初めて歩き出したのは、十ヶ月のときだった。歩くようになってからの方がある意味大変だった。目を離した隙に、どこかに行ってしまう。人見知りがまったくなく、誰にでも近づいていく。あるときなど、探し回ってやっと見つけたと思ったら、誰かにジュースをもらって飲んでいた。

ただ、いつしか過敏なところが強まり、掃除機の音や以前は大好きだった犬にも怖がって近づかなくなった。しかし、検診でも特に異常を指摘されたことはなかったという。

三歳になって幼稚園に移ったが、落ち着きがなく、すぐ手が出てしまうので、よくトラブルになった。他の子のものを取ったり、引っ掻いたりして、始終謝らなければならなかった。

少し大きくなれば落ち着くかと期待していたが、小学校に入ると、話を聞いていなかったり、ぼんやりしていて先生からよく注意された。授業にもついていけていない。二年生になって、担任が厳しい女の先生に代わり、「もう一年生ではないのよ」と注意を受けることが多くなって、最近は学校に行くのを嫌がる日が増えている。

母親から話を聞いたうえで、ＡＤＨＤの症状を評価するため、母親にチェックシートをつけてもらった。いわゆるスクリーニング検査であり、「手足をそわそわと動かしたり、椅子の上でもじもじしたりする」「課題や活動を順序立てて取り組むことが難しい」「質問が終わる前に答え始めてしまう」「順番を待つことが難しい」といった項目が二十ほど含まれ、それがどれくらい頻繁に認められるかを四段階で答えるようになっている。

得られたスコアは、多動・衝動性と不注意に分け、性別・年齢に応じてパーセンタイルで数値化することができる。単にスコア何点以上が該当という方法では、疑いがあるかないかという二分法になってしまう。実際には、それほどクリアカットに切れ目を入れられる問題ではなく、症状の深刻さのレベルをパーセンタイルで把握した方が実情に即している。

Ｙ君の結果は、不注意が八〇％、多動・衝動性が八〇％であった。一〇〇人いれば弱い方から八十番目、強い方から二十番目のレベルということになる。

もちろん、これは母親の評価を基にしたものであり、これだけで客観性が担保されるわけではないので、教師にも評価をつけてもらったり、通信簿を参考にしたり、実際に認知機能や処理能力、注意力の検査を行ったりして、できるだけ客観的な裏付けを得ることが求められる。

評価の目安としては、ＡＤＨＤの有病率がおよそ五％とされていることから、このパーセンタイルが九五％以上になると、障害レベルのＡＤＨＤが疑われることになる。九〇％以上だと、その傾向がみられるということになるだろう。Ｙ君の場合には、不注意や多動・衝動性の傾向がやや強いものの、ＡＤＨＤを疑うほどではないレベルだと言える。

ちなみに、ＡＤＨＤや発達障害を疑ってクリニックを訪れる児童にこのスクリーニング検査を行ったケースから、二〇名ほどを無作為に抽出した結果を示したのが77頁のグラフである。

横軸が不注意、縦軸が多動・衝動性のパーセンタイルであり、その分布を示している。不注意と多動・衝動性は強い正の相関を示す（破線は全体の傾向をみるための近似曲線）。両方とも強いタイプを「混合型」と呼び、ＡＤＨＤの中核的なタイプである。

不注意だけが強く、多動・衝動性があまり目立たないタイプもあり「不注意優勢型」と呼ばれる。また、頻度的にはさらに少ないが、多動・衝動性が高く、不注意は目立たない「多動・衝動性優勢型」もある(36)。

グラフを見れば、発達障害やＡＤＨＤを疑って来院するケースでも、障害レベルが疑われるケースは比較的少ないことがわかるだろう。不注意も多動・衝動性もパーセンタイルの値が九五％以上で、混合型ＡＤＨＤが疑われるのは一割程度である。

したがって、不注意や多動の傾向があるかどうかではなく、その程度が一〇〇人に一人の一％レベルなのか、五％レベルなのか、一〇％レベルなのかが重要になる。

本当の問題は何なのか？

ただ、Ｙ君の症状がＡＤＨＤと言うほどではないとしても、現実に彼は困っている。学校に行き渋り始めているＹ君に対応するため、母親も仕事を辞めようかと悩んでいるほどだ。本当の問題を知るためにも、さらに検査を行ってみることにした。

その結果、重要ないくつかのことが明らかとなった。まず、Ｙ君は平均（一〇〇）よりずっと優秀な知的能力をもっていた。それに一番驚いたのは母親だった。Ｙ君は授業についていけなくなっていたが、ＩＱは一二〇を超え、言語理解は一三〇近くあった。知覚統合も一二〇台と高かった。それに対して、ワーキングメモリーと処理速度は一〇〇台と、平均レベルにとどまっていた。

すでに行った処理速度の課題には、注意力にかかわる二つの課題が含まれていた。一つは、作業を順番にこなす課題で、逐次処理の能力をみるものだ。一つずつ集中して作業を進めていかねばならないので注意を維持することが求められる。もう一つは、同時に複数

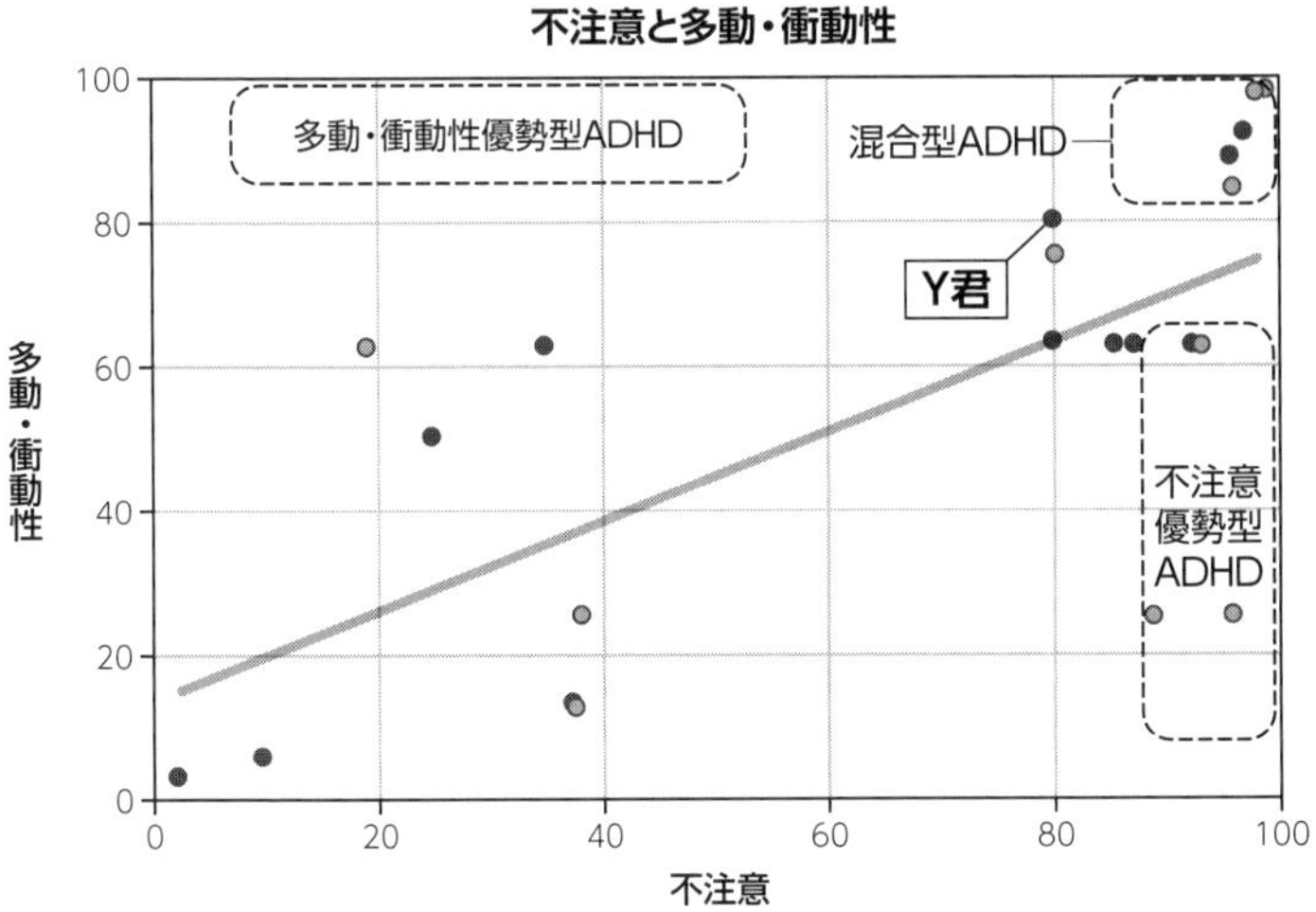

のものについて判断（同時処理）しなければならない課題で、注意を配分するという別の能力が必要になってくる。

Y君の場合、注意の維持はとても優れていたのだが、注意を配分する能力が低かったため、処理速度全体で平均をほんの少し上回るという結果になっていた。ＡＤＨＤで低下しやすいとされるのが前者なのだが、Y君は逆のパターンを示していたのだ。

そこでさらに注意力の検査を追加して、もう少し詳しく調べてみることにした。行ったのは、ストループテストである。複数の情報の中からある特定の情報だけに注意を向ける能力（選択的注意）をみる検査だ。たとえば、111、22、3333、44……という数列があったときに、数字の値ではなく、数字の個数を答えてもらう。最初に数字の値を答えてもらい、次に数字の個数を答えるというように、注目する点を変更すると、より難度が上がる。

三種類の検査をやってもらったところ、先にやった同時処理の課題と同じくらい低い成績であった。

この結果から、Y君の注意力の問題は注意の維持ができないからではなく、選択的注意や注意の配分が弱く、雑多な情報の中から肝心なものに注意を向けたり、注意を切り替えたりすることが苦手なために起きていると考えられた。

不注意にもいろいろある

一口にADHDと言っても、不注意と多動・衝動性の関係をどう理解するのかという点については、さまざまな議論がある。

歴史的に見ると、元々は多動の方に関心が注がれ、その後、本質的な障害は不注意の方ではないのかという考え方が強まり、両者の綱引きが行われ、それに伴って病名も変遷することになった。

今日、最も有力な考え方は、ADHDでは注意の転導性（方向が変わりやすい性質）が強まっており、次々と注意が移ろってしまうため、注意の維持が困難になり、行動も持続せず、多動や衝動性として表面化するという理解だ。

それに対して、選択的注意や注意の配分は、自閉スペクトラム症（ASD）の場合に顕著な低下がみられることが多い。発達障害について多少とも知識のある方なら、Y君のケースが、ＡＤＨＤというよりも、ＡＳＤではないかと思われたかもしれない。その中でも、知的能力や言語的能力が優れたアスペルガー症候群を想起した方もいるだろう。一方的に自分に興味のあることを話したり、感覚が過敏だったり、想定外のことにパニックを起こしたりするのもＡＳＤに特徴的で、幼い頃は、多動傾向や恐れを知らない大胆さがみられることもある。Ｙ君も典型的な経過をたどったと言えるのだが、症状が軽度の場合には気づかれなかったり、ＡＤＨＤと間違われたりすることも多い。

選択的注意が妨げられやすいのは、根本的な障害である過敏性のためだと考えられる。音に過敏な場合には、耳にパラボラアンテナをつけているようなもので、不要な情報まで拾い集めてしまい、肝心なことに集中できない。

一方、注意の配分はどうか。ＡＳＤのもう一つの根本的障害として、一つのものに固執し、切り替えが苦手だということがある。結果的に過集中になりやすく、呼ばれてもすぐに気づかなかったりする。そうした特性のため、Ｙ君は、知的能力は高いのに、肝心なことを聞き逃してしまい、授業にもついていけなくなっていたのだと考えられる。

不注意という点だけに目を奪われると、ＡＳＤはＡＤＨＤと見間違われやすい。幼い頃は、多動や衝動性の症状の方が目立つことも多く、ＡＤＨＤと診断されていたケースが後でＡＳＤだとわかることもしばしばだ。

しかし、不注意だけの症状でＡＤＨＤと診断し、抗ＡＤＨＤ薬を投与するのは、発熱だけで細菌感染症と診断し、抗生物質を安易に投与する状況に似ている。実際、抗ＡＤＨＤ

薬が効かないとか、逆に症状が悪化したというケースによく出会うようになった。第一章で紹介した六十四歳の男性Uさんもそうだったように、過敏性がベースにあり起きている選択的注意の障害には、中枢刺激剤はしばしば逆効果であり、過敏性を改善する他の薬剤の方が効果を期待できる場合もある。薬が思ったほど効かない場合には、本当にADHDなのかと考えてみる必要があるだろう。

不注意という症状だけでは当てにならないとすると、何をもってADHDだと判断すればよいのだろうか。正確なバイオマーカーはないにしても、ある程度診断の参考になる客観的な指標はないのだろうか。

少し前まで、ADHDは、ワーキングメモリー（一時的なメモ的記憶）の障害だとし、現在もそう書かれている本やそう信じている専門家さえいる。だが、今日では、ワーキングメモリーの障害であるという説は否定され、むしろ併存する学習障害によるものだと考えられている。

それを確かめるために、ADHDだけのグループと学習障害などの合併症のあるグループに分けて知能検査の結果を調べた研究[37]によると、ワーキングメモリーの低下を認めたのは合併症のあるグループだけだった。合併症の有無に関係なくADHDに共通して認められたのは、処理速度の低下であった。

81頁のグラフは、発達障害を疑って検査を行った児童の不注意（パーセンタイル尺度）と処理速度（標準化した指数）の関係を示したものである（線は全体の傾向を示す近似曲線）。不

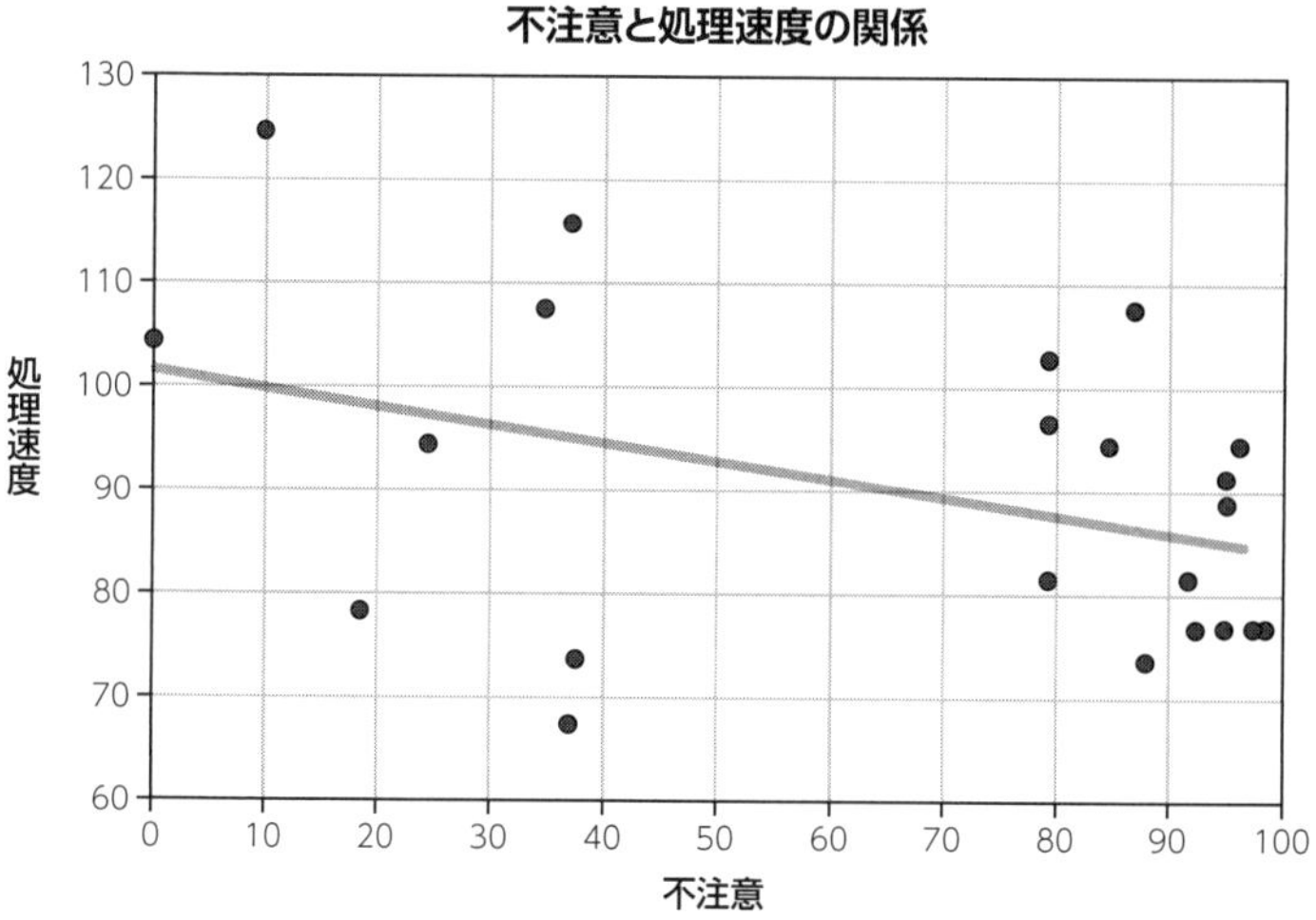

注意が高まると処理速度が低下する傾向がみられる。不注意が九〇パーセンタイルを上回っている子では、全員が平均の一〇〇を下回る処理速度しかなく、八〇以下の子も多い。多動・衝動性と処理速度の関係についても同じである。

処理速度が低いと生活にも学習にも仕事にも困難を生じやすいということを考えると、処理速度は、不注意が障害レベルの問題か、単なる特性として考えるべきなのかを見分ける一つの指標になるだろう。

優れた特性を障害に？

成人のADHDを症状で診断する場合、いっそう矛盾した様相を呈してくる。

83頁のグラフは、成人ADHDのスクリーニング検査として使われるA-ADHD（チェックシート形式）のスコアと処理速度の関係を示したものだ。本来であれば、ＡＤＨＤの症状が強まるほど処理能力は落ち、その指数である処理速度も低下するはずである。実際、代表的な児童のＡＤＨＤのケースは、処理速度が平均より一〇ポイント程度低い。課題をこなすのに時間がかかり間違いが多いという困難を抱えている。

ところが、ＡＤＨＤが疑われる成人の場合、グラフからもわかるように、ＡＤＨＤのスコアが高くなるほど処理速度も高いという正の相関が認められるのだ。

つまり、処理速度が高く、頭の回転が早く、手もよく動く人は、ＡＤＨＤに似た状態を呈するということだ。その結果、スコアが高くなって、ＡＤＨＤと診断されてしまいかねないのである。特にスクリーニング検査だけで診断するという場合には、過剰診断が起きやすくなる。優れた特性が障害として扱われていいはずはない。

せめて、きちんと検査を行い、処理速度などを調べたうえで、それが障害レベルの問題か、あるいはその人の特性なのかを評価することは必要ではないか。

たとえば、代表的な発達障害の一つである知的障害であれば、知能検査により、標準偏差二つ分、平均を下回ることが基準とされる（知能検査であれば、ＩＱ七〇未満、下位二・三％）。知的障害には当てはまらないが、標準偏差一つ分以上、平均を下回る場合（ＩＱ七〇～八五未満、一三・六％が該当）は、境界知能とされる。障害の程度に応じた支援が必要で、ＡＤＨＤについても、今後、客観的な基準の整備が必要であろう。その場合、障害レベルを把握する上で、実際の作業能力をよく反映する処理速度は基準の一つとなるのではない

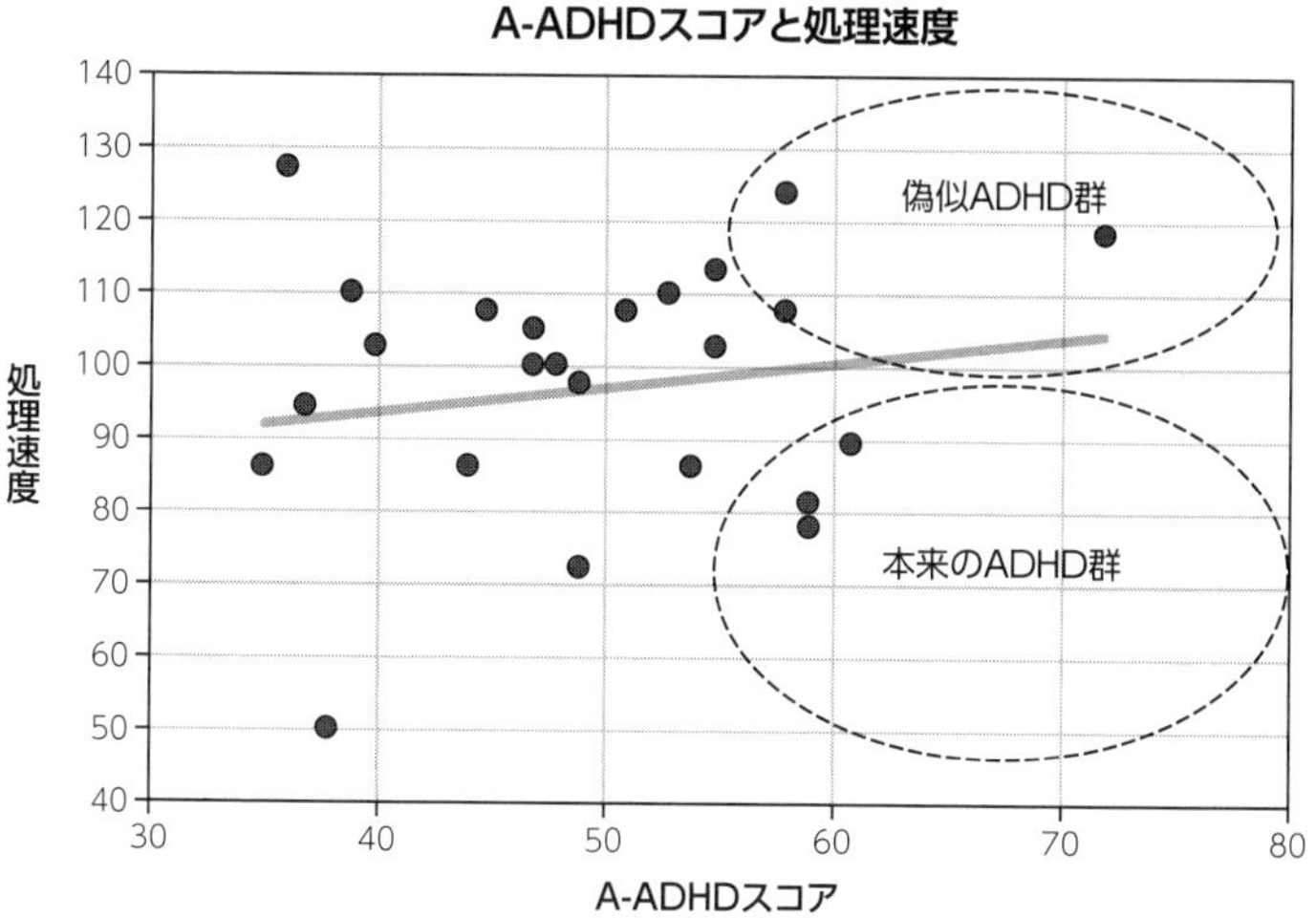

かと考えられる。

だが現実には、しばしばセカンドオピニオンを求められる筆者の実感からしても、処理速度の検査を含めた発達検査はもとより、何の検査もせずに、ADHDの診断が行われていることがあまりにも多い。ADHDを見分けるのに特異的な症状は発見されておらず、誰にでも出現しうる不注意や多動といった症状がどの程度ひどく、実際の生活でどの程度問題が生じているかで診断しているのが現状で、診断基準も検査による裏付けを求めていない。つまり症状（に伴う困り度）だけで診断することを容認しているのだが、それは、知能検査をせずに、本人や家族、教師の印象で、その子が知的障害かどうかを判定するようなものだとも言える。

ＡＤＨＤと紛らわしい状態

さらに、ＡＤＨＤの症状と似ていて紛らわしい擬似ＡＤＨＤがＡＤＨＤとして診断されているという問題がある。先の三つのコホート研究が示す通り、大人のＡＤＨＤの九割はＡＤＨＤではなく、不安障害や気分障害をはじめとする他の原因によるものである。だが、実情は、不注意なミスをするとか片付けができないという症状があれば、合併症の有無に関係なく、抗ＡＤＨＤ薬が処方されていることが多い。それで症状が改善されればいいのだが、ベースに他の問題がある場合、正確な診断に基づいた治療が施されなければ、根本的な改善は望めない。

そうした事態が助長されてしまう要因として、中枢刺激剤は、ＡＤＨＤがあろうとなかろうと、一時的に集中力を高める効果をもつということがある。ＡＤＨＤの薬が効いたからＡＤＨＤだという論法は、実は成り立たないのだ。中枢刺激剤は、健常な人が服用しても効果が得られる。学生が試験勉強に乱用するのも、そうした理由からだ。ただし、あくまで一時的な効果だ。本当の問題の解決ではないどころか、長期的には不安やうつを悪化させる危険もある。

一方、子どもの場合は、行動上の問題をＡＤＨＤという診断で片付けようとするきらいがある。しかし、行動上の問題が強いケースほど、遺伝要因よりも環境要因がからんでくる。実際、子どもの問題の多くは、何らかの環境要因に対する反応として現れている。潔癖すぎる親や教師が、さして問題のない子をすっかり反抗的にしてしまい、「医学的診断」に助けを求めてくるという場合も少なくない。そこで親や教師を指導して子どもの環境を変えることは、医師の手に余るし、歓迎もされない。それよりも、子どもをＡＤＨＤと診断して、薬を出した方がずっと喜ばれる。それは、ＡＤＨＤではない人をＡＤＨＤというわかりやすい枠にはめこむ過程の最終段階なのだが、医師はそれに診断というお墨付きを与えることで加担してしまう。

他にもＡＤＨＤと紛らわしい状態として注意が必要なのが、ＡＳＤだ。ＡＳＤに併存したＡＤＨＤなのに、ＡＤＨＤだけが診断され、抗ＡＤＨＤ薬を飲んだが改善しないというケースは意外に多い。ある学会で、成人のＡＤＨＤでは名高い医師が、ＡＤＨＤのケースを紹介するのに明らかにＡＳＤのケースを取り上げ、会場から指摘されるという一幕があった。第一人者でもそういう具合なのだから、不注意という症状しか見えていないと、肝心なものを見落としてしまうということになる。ＡＳＤでは体を揺らしたり、ぐるぐる同じ所を歩き回ったり、同じパターンの行動を繰り返すことがあるが、この症状を多動と間違われるケースもある。不注意や多動があっても、過敏さやこだわりが強い場合には、ＡＳＤの可能性も十分検討すべきだろう。

青年期以降に多いのは、インターネットやゲームの依存症である。一日十時間以上ゲームをし続けるという人も珍しくない。検査すると、注意力や処理速度の低下などＡＤＨＤと同じ特徴が認められる。睡眠の乱れが不注意などの原因になるだけでなく、前頭葉の機能低下が起きてしまうのだ。

成人では、アルコールや薬物の依存症が擬似ADHDの原因となる。睡眠薬や安定剤への依存はもちろんだが、抗アレルギー薬や鎮痛薬も、注意などの認知機能に影響する場合がある。

心的外傷をかかえたケースに伴いやすい解離性障害も、ぼんやりすることが多かったり、自分がやったことを忘れてしまったりして、ADHDと紛らわしい。

状況をもっと複雑にしているのは、虐待や養育者の交代などに伴う養育要因によってもADHDと見分けがつきにくい状態を生じたり、何年か後に不注意などの症状を来すことである。しかも、症状だけでなく、脳の状態まで発達障害と区別がつかない。幼い頃に虐待やネグレクトを受けた人には、神経ネットワークの統合性に異常が認められ、脳の神経線維の走行をみても、虐待によるものか発達障害によるものかは判然としないのである。

近年では、不利な養育環境によって、脳の機能だけでなく、構造的なレベルでも、異常が生じていることが裏付けられている。たとえば、施設で育った子では、白質の神経線維の走行の乱れが強く、その程度は施設で過ごした期間と相関するが、不注意や多動といった症状とも相関するという研究結果も報告されている[38]。

これらの事実は、擬似ADHDと本来のADHDが、非常に見分けがたいものであるだけでなく、擬似ADHDの方が、しばしばより深刻な問題を抱えていることを示している。そして、遺伝要因の強い本来のADHDなるものが、むしろ健全な子どもの姿にさえ思えてしまう。それを、特性ではなく障害にしてしまうのは、彼らを問題視する環境だとすると、遺伝要因の強いＡＤＨＤという診断概念自体が自己矛盾を起こして破綻しかかっているように思える。

だが、そんな矛盾などどこにも存在しないかのように、ＡＤＨＤと診断される人の数は膨張を続ける。その内実は混沌としており、診断の根拠は失われていく一方だが、機械的とも言える診断と投薬が増え続けている。次章では、診断インフレーションを正当化する真の目的ともいえる薬物療法に絞って検証してみたい。

第五章　薬漬け治療の実態

過剰診断と過剰投薬への疑惑

前章で述べたように、ＡＤＨＤには診断の決め手となる特異的な症状もなければ、検査所見もなく、また注意力や処理能力などを客観的に評価して診断することを義務づけてもいない。代わりに、症状だけで診断がなされるのが実情であり、簡易な質問紙式のスクリーニング検査だけで事実上診断がつけられているケースも少なくない。

そのスクリーニング検査の項目は、少し元気な子どもであれば、該当項目にチェックがたくさんついてしまうようなものである。一つとして、とりたてて異常だと言えるような項目はない。すべて程度の問題であり、その程度とは、きわめて主観的なものなのである。

アメリカで特別支援教育に携わる教師は、「どの項目にも該当しない人がいるとしたら、それはイエス・キリストだ」と言ったくらいである。[39] つまり「良い子」でない子どもは、みんな該当してしまうような内容なのである。

そうした基準によって「障害」と診断し、それなりにリスクもある薬を投与するというのは、人間の個性や自由に対する、医学の名を借りた支配ではないかと思えるほどだ。

子どもの六％がＡＤＨＤの薬を飲むアメリカ

ＡＤＨＤの有病率は世界的にも上昇傾向にあると言われ、これまで行われてきた疫学調査から得られた児童の有病率の平均は約五％とされる。しかし、国や地域によって有病率にはばらつきがあり、最新のアメリカの調査では、二〇一五―二〇一六年において四歳から十七歳までの小児のおよそ一〇・二％がＡＤＨＤと診断されたことがあり、六・一％がその薬を服用していると推測されている。[40] これは、世界でも群を抜いて高い。

そこへ、二〇一七年末に、イスラエルの研究者らによる同国でのＡＤＨＤの有病率と服薬率の数字が報告され、さらに驚かされた。二〇一四年の時点でＡＤＨＤと診断されている児童の割合は、一四・四％、その薬を服用している児童は、八・五％にも上ったのである。[41] いずれも過去十年間で二倍以上に増加していた。

過剰診断と過剰投薬への危惧は、診断されるケースのはるかに少なかった一九八〇年代においてすでに指摘されてきたことで、多動症の概念を最初に提唱し、薬物療法の熱心な唱導者でもあったエリック・デンフォッフでさえも、薬を処方されている子どもの半分はその必要がないケースだと述べていた。[42] 彼が今日の事態を知れば、なんと言うだろうか。

薬が先で、後から病気が

過剰投薬への懸念という観点からこれまでにも問題視されてきたのは、メチルフェニデート（商品名リタリン）を開発したスイスの製薬会社、チバ社（後にチバガイギー社）の営業戦略である。

チバ社の戦略が優れていた点は、単に薬を売り込もうとしたのではなく、多動症という障害自体を世に知らしめ、それが薬によって劇的に改善することを、さまざまな方法で〝啓蒙〟したことである。時には、頭や成績が良くなるということを露骨に匂わせることもあった。指導的な医師や研究者などの専門家を巧みに巻き込みながら、教師やスクールカウンセラーや保護者が進んで診断や治療を求めるという、非常に今日的な形態を初めて作り上げたのだ。

他の薬剤でも臨床系の専門家がからむことは珍しくないが、リタリンの場合ほど大規模かつ広範囲に行われるのは稀だった。さらに一般向けの出版物や映画の制作、ＰＴＡの会合の後援にまで資金を投入し、売り込みに努めたのである。

こうした販売戦略は後に問題となり、規制を受けるが、それでもリタリンの使用は増え続けた。一九七〇年代初めには、投与された子どもは二〇万から三〇万人に達し、ネブラスカ州オマハでは一〇%もの児童が処方を受けているという事態さえ報道された。しかし、それはまだ序の口で、二十五年後の一九九五年には、処方された子どもはおよそ一〇倍の二六〇万人に達した。

薬効への疑念

メチルフェニデートは、ごく簡単に言えば、ドーパミンやノルアドレナリンといった神経伝達物質のシナプスにおける再取り込みを阻害することによって、その濃度と作用を高め、中枢神経の働きを増強する薬剤である。こうした薬剤は、中枢刺激剤と呼ばれる。

特に、ドーパミン系への作用が強く、メチルフェニデートを服用すると、前頭前皮質だけでなく、線条体や側坐核でも速やかにドーパミンの濃度の上昇が起きる。線条体や側坐核は報酬系と呼ばれる快感や意欲に関係する領域であり、そこでドーパミンの放出が起きると、意欲や脳機能の高まりといったプラスの作用が生じるのだが、同時に、その効果への依存が危惧される。コカインや覚醒剤（メタンフェタミン）でも同じことが起きているからで、そのため、長期の服用に対する懸念がもたれてきた。

ＡＤＨＤの治療薬には、その後開発されたアトモキセチンとグアンファシンがあり、前者は、ノルアドレナリンの再取り込みを選択的に阻害することでノルアドレナリンの働きを高めるため、ドーパミン系への作用があまりないとされる。また、後者は、神経細胞の表面にあるアドレナリン受容体に作用することで、前頭前皮質の働きを高める。いずれも、中枢刺激剤と区別して、非中枢刺激剤と呼ばれ、依存の危険が小さいと考えられている。

メチルフェニデートの効果と副作用を客観的に評価するために、デンマークで一九名の研究者が一八五件の研究（被験者の総数一万二二四五名）について評価を行った[43]。それによると、被験者の平均年齢は九・七歳、平均投与期間は七十五日であった。比較的短期間の投与での効果を見た研究が多いと言える。また、年収の高い、社会的に恵まれた階層が被験者の大部分を占めたという。効果が出やすいケースが選ばれていると言えるが、現実に処方されている対象との乖離が疑われる[44]。

その効果についていては、すべての結果を平均して、教師の評価で軽度改善、また親の判定でも軽度改善と、いずれも有意な改善を認めたものの、GRADEと呼ばれる科学的根拠の質を評価するシステムでは、どちらも「非常に低い」と評価された。

このような結果を踏まえて、この論文の著者たちは、ADHDに対するメチルフェニデートの効果が十分な根拠によって裏付けられたとは言い難いとしている。比較的効果が得られやすいと思われるケースでも、こうした厳しい結果が示されているのだ。

身長や生殖機能にも影響？

副作用はどうだろうか。抗ADHD薬の副作用として多いのは食欲や消化器系への影響で、服薬の継続が困難になる場合もある。代表的な抗ADHD薬であるメチルフェニデートの場合、約四割に食欲低下があるとされ、もっとも多い副作用となっている。

それ以外にみられやすい副作用としては、睡眠障害（一八・五％）、頭痛（八・三％）、チック（五・一％）、発熱（五・一％）などとなっている。ほかに、眠気、腹痛、浮動性めまい、動悸、視覚障害などがある。

頻度は低いが重篤な副作用として、不安や抑うつ気分、パニック発作、神経過敏や多弁、幻覚や妄想が起きることがあるとされ、精神病、てんかん発作、高血圧、心筋梗塞、突然死なども報告されている。[45][46]

成人に承認された際に、小児でみられた副作用とともに頻度が高いものとして、動悸（二二・七％）、口渇（一四・七％）が加わった。また、成人で悩ましいのは、服用中は、自動車の運転が禁止されていることである。めまい、視覚障害、眠気といった副作用が出る恐れがあるためだ。

副作用の頻度は高いものの、幸い重篤な副作用の頻度は低いとされている。ただ、長期的な脳や成長などへの影響はすぐにはわからない。

その一つは、食欲低下による成長への影響である。ＡＤＨＤの児童の身長、体重などの成長を、メチルフェニデートの服薬の有無で分けて、二年から四年にわたり追跡調査した研究[47]によると、服薬群では非服薬群に比べて身長の伸びが平均で一・八六㎝小さかったという。服薬期間が長いほど身長の伸びへの影響が強まる傾向が認められている。また、添付文書では一二％で体重減少が認められたとされている。[48]ＡＤＨＤの児童は、もともと食が細く、小柄な傾向が認められるため、服薬により身体的成長に影響が出るとすると、やはり心配である。

さらに気になるのは、生殖機能への影響だ。中枢刺激剤を三年以上投与された十四歳以上十六歳未満の男児では、体の成長だけでなく、生殖器の成長にも遅れが認められている[49]。動物実験による他の研究によると、男性不妊の原因になるリスクがあるという[50]。成長期に長期間服薬する場合、メリットとデメリットをよく比べてみる必要があるだろう。

長期投与により脳の発達や機能に影響しないのかという懸念もあるが、倫理的な制約や実施上の困難があり、十分な調査が行われていないのが現実である。

オランダのユトレヒト医科大学の研究チームは、青年期のラットにメチルフェニデートを投与したところ、社会的な遊びがみられなくなったという研究結果を報告している[51]。この論文の著者らは、「社会的な遊びは、社会性などの発達に重要と考えられるが、もし社会的な交わりを抑制するような作用があるとすると、社会性の発達などへの影響が危惧される」と述べている。

行動がおとなしくなり、注意力が高まったといった点にばかり目が向けられるが、子どもらしい特性を犠牲にして、大人にとって扱いやすい子どもを生み出していないか。ドラッグに寛容と言われるオランダで、メチルフェニデートに対して強い警戒心が示されていることは注目に値する。

消え去らない依存と乱用への危惧

副作用もさることながら、依存と乱用の危険も危惧される。ＡＤＨＤの子どもだけでなく、難治性のうつ病の患者にも広く使われるようになったリタリンは、その後、依存や乱用が問題となり、使用に厳しい制限が課せられていった。

薬の成分の血中濃度が急激に上昇するほど、また血中濃度のピークが高いほど、その薬剤への依存を生じやすい。そこで、リタリンよりさらにゆっくりと血中濃度が上昇するように改良が加えられ、現在使われている徐放製剤コンサータが生まれた。依存の危険性を含めて、安全性が高まったことで、今日の爆発的な普及にもつながったと言えよう。

今日の通説としては、規定量を守って服用する限りは、依存は生じにくく、乱用のリスクが高まることはないとされている。ただ、一部の研究者の間では、異論も根強い。乱用のために、徐放製剤をわざわざ破砕して使用する例もみられている。

研究者や臨床家から上がる危惧の一つは、徐放製剤の普及にもかかわらず、メチルフェニデートの乱用が、アメリカを中心に増加傾向にあるという現実である。

アメリカのシンシナティ小児病院メディカル・センターの医師らは、一九九八年から二〇〇五年までの間に、十三歳から十九歳までの青年が薬物の乱用により救急搬送された事例を全米の統計データをもとに調べた。すると、ＡＤＨＤの治療薬によるものが、七年間に七五％も増加していた[52]。全体数は横ばいなのに、ＡＤＨＤ治療薬による救急搬送が突出していたのだ。アメリカでは、アンフェタミンがＡＤＨＤの治療薬として用いられてきた。アンフェタミンが乱用の対象になりやすいことは予想されることだが、比較的安全とされていたメチルフェニデート製剤による救急搬送も五二%の増加を示した。一般にはあまり知られていないが、二〇一九年十二月には、児童のＡＤＨＤに対するアンフェタミンの使用が日本でも解禁された。厳しい管理体制が敷かれているものの、乱用の危惧が残る。

別の研究によると、処方されたＡＤＨＤの薬を乱用したことのある大学生の割合は一七%にも上るとされる[53]が、その目的としてもっとも多かったのは、認知機能や学業成績を上げることであった。通常のドラッグのように多幸感や快感を得ることが主要な目的ではなく、実利的な面が強いのである。

学生たちの間に、「賢脳薬」や「スーパーマンの薬」に頼りたいという願望があるのかもしれない。だが、そこには危険が伴ううえ、その目的とは裏腹に、中枢刺激剤を乱用すると逆に成績が下降してしまう傾向が認められたという。

乱用の問題は大学生など青年層で深刻とされるが、もっと年齢が上の成人でも広がっていることを示すデータもある。台湾で最近行われた研究[54]によると、二〇〇六年から二〇一一年の間に処方された中枢刺激剤の乱用や救急搬送は、二十歳未満の青年では横ばいか減っている一方で、成人の乱用がおよそ六七%も増加し、緊急搬送されたケースはなんと一五六%も増えたという。今後、成人への処方が増えると、乱用も増えていくことが危惧される。

抗ＡＤＨＤ薬についての情報がネットなどで流布されるにつれて、最近では、小中学生が自ら薬を求めて来院するというケースにも出会う。

主訴は「成績を上げたい」

中学二年の男子生徒M君が、親とともに相談にやってきた。試験でケアレスミスが続き、成績が伸び悩んでいるという。そのことから、イライラしたり、体調面にも影響が出ている。M君が通っている中学はその都道府県でも五指に入る私立の難関校で、いま中学二年だが、もう中三のカリキュラムが終わりかけているという。

夜遅くまで勉強に励んでいるが、思うような成績がとれず、それが自分でも歯がゆい。薬を飲んで、注意力や集中力を改善し、成績を上げたいと語る。

中学二年とは思えない落ち着きぶりで、自分の考えを的確な言葉で語る。伸び悩んでいるとはいえ、成績は中位であり、赤点ばかりで留年しそうだというわけではない。周囲も優秀な子どもたちばかりだろう。

成育歴について聞いていくと、周産期にも特にトラブルはなく、検診で問題点を指摘されたこともなかったが、こだわりが強く、自分が気に入ったものでないと受け付けないところがあったという。手先もあまり器用ではなかった。ただ、友達ともよく遊び、成績以外に学校で困ったこともない。小三頃から塾に通って中学入試に向けた勉強を始め、五、六年の頃は、勉強浸けの日々だった。

詳しい発達検査や注意力などの検査を行ってみると、総合的なＩＱも処理速度も一二〇を超えていた。言語理解は一三〇近い。ただ、ほかに比べると、知覚推理だけが一〇〇を少し上回った値で平均レベルであった。知覚推理だけが弱いタイプの発達の凸凹は、ADHDよりも、アスペルガータイプの自閉スペクトラム症（ASD）にみられることがあるものだが、その傾向も軽度で、総合的にみると障害と診断されるレベルの問題ではなく、この子のもつ特性と考えられる。

ただ、知覚推理がそれほど高くないために、高度な理数的課題には対応しきれない状況も予測される。それらは知識では補いきれず、イメージで思考することが求められるためだ。学業面で伸び悩んでいるのは、そうした特性のため数学で高得点を取ることが難しくなっていることにもよるだろう。文科系の進路を選択すれば、高い力を発揮できるのではないか。

注意力の検査でも低下は見られず、むしろ優れているという結果であり、ケアレスミスはADHDというよりも、ほかの原因によると考えたほうがよさそうだった。睡眠時間について聞いてみると、五時間程度とのことで、慢性的な睡眠不足があるようだ。

本人の基準や状況からすると、薬を飲んででもケアレスミスを減らし、もっと成績を上げたいという切実な思いがあるわけだが、彼の処理能力の高さは上位五％以内にはいるものであり、それを障害とみなしてしまうと、九五％の人が投薬の対象になってしまう。

ADHDやその薬について、一般の認知が進む中で、保護者だけでなく、子ども自らが投薬を求めるということも増えている。そのことを国家規模のデータで裏付けたのが、本章の初めに紹介したイスラエルの最新の報告だ[40]。それによると、ADHDの治療薬を服用する児童の割合はイスラエルの児童全体の八・五％にも達し、十年前の二・四倍に相当する異常な増加をみせている。その要因を分析した論文の著者らは、我が子の学業成績を上げたいという保護者の意図が大きく関与しているとの結論に達している。それを裏付ける根拠の一つとして、男女比がこの十年で著しく縮まってきたことを挙げている。本来であれば、ADHDの有病率は男児の方がずっと多く、男女差の縮まりは、ADHD以外の要因が関与していることを示唆しているからだ。ただ、この論文の著者たちが指摘するような学力を上げるという目的だけでなく、擬似ADHDを生み出す他の要因が男女差をなくさせている可能性も考えねばならないだろう。それについては、後の章でさらに解明していきたい。

とはいえ、一部では、障害の改善というよりも成績を上げることへの期待から、ADHD治療薬を求めるというケースがみられることは確かだ。

メチルフェニデートは、ADHDの診断の有無にかかわらず、ワーキングメモリーや処理速度の改善をもたらすとされる[55]。前にも触れたが、ADHD薬が効いたからといって、ADHDだというわけではないのだ。また、そうした効果は短期的なもので、長期的にワーキングメモリーや処理速度が改善するとは言いがたい。

実際、服用し始めた頃はめざましい効果が見られ、大変喜んだが、糠喜びに終わったというケースにも出会う。

成績が上がった男児に起きたこと

小学校時代のT君は、マンガやゲームも好きだが、友達ともそれなりに遊ぶ、元気な少年だった。体育は苦手だったものの、勉強はよくできた。五年生になって、中学受験のために塾が忙しくなり、そのストレスからか学校で友達とトラブルになることがあった。教師が指導しても、頑固に非を認めなかったため、母親が呼び出される事態となった。教師から、最近イライラしていて、授業も聞いていないといわれ、受診を勧められた。半信半疑で病院に行ってみると、ADHDと診断され、治療薬メチルフェニデートの徐放製剤を処方された。最初はおそるおそるだったが、服用を始めると落ち着きが増し、本人も、この薬を飲むと勉強ができると言うようになった。実際、教師も驚くほど成績が上がり、中高一貫の進学校にみごと合格できたのである。

ただ、その一方で、友達と遊ばなくなり、一人でいることを好むようになっていた。受験のせいだろうと思っていたが、念願の中学に入ってからもほとんど友達づきあいがないままで、勉強しているか、マンガやゲームに没頭しているかだという。肝心の成績も中一の二学期頃から目に見えて下がり始めた。薬を飲んでも効かないと言うようになり、中二の時に、別のADHD治療薬に変えてもらったが、効果はなかった。高校には何とか上がれたが、欠席も増え、ついに退学に追い込まれてしまった。通信制に替わって一年ほどになるが、無気力な毎日だという。友人づきあいも全くなく、ひきこもって

――しまっている。

T君のケースは、本当にADHDなのかという疑問もさることながら、ADHD治療薬の効果が、最初のうちはめざましいものに見えても、長期的にはメリットが薄れ、デメリットの部分が目立ってくる危険があることを示している。懸念されている社会的遊びの減少や非社会性、無気力などの抑うつ症状が、後から生じる恐れはないのか。他の中枢刺激剤でそうした副作用が起きることはよく知られた事実だからである。

長期的な改善を左右するのは

投薬の効果について長期的に調べた研究は少ないが、近年になって、貴重な研究成果が報告されている。

そうした研究のうち、もっとも大規模かつ長期間、厳密な管理のもとで行われているのが、アメリカ国立衛生研究所によるADHD追跡研究MTAだ。ADHDの中の中核群である混合型と診断された五七九名の児童（七歳以上十歳未満、平均八・五歳）を「薬物療法（メチルフェニデート投与）」「行動療法」「薬物療法と行動療法の併用」「通常のコミュニティ・ケアのみ」の四つのグループに分け、十四ヶ月間の初期治療を行った後は自由に治療法を選ぶことができるというやり方で、その後の経過を定期的にチェックした。すでに八年後まで追跡した結果が明らかとなっている[56]が、八年間にわたって薬物療法を続ける児童もいれば、薬物療法から行動療法に変わるケースもあった。結果は、「混合モデル」と呼ばれる高度な回帰分析の手法を用いて解析された。

報告によると、初期治療が終了した段階で最も顕著な改善を示していたのは「薬物療法」群と「薬物療法と行動療法の併用」群であったが、三年後の時点でそれらの優位性はみられなくなり、六年後、八年後でみると、どの治療法を選択した場合も治療効果には統計学的な有意差は認められなかった。薬物療法を行った場合は、最初の改善幅は大きいものの、やがて揺り戻しの時期が来て、結局追いつかれてしまった。症状でも、学業成績や行動面でも、認知機能の面でも、薬物療法が他の治療法に勝っているとは言えなかった。

改善を有意に左右したのは、時間であった。おおむね、最初の十四ヶ月において大きな改善を示した後は横ばいか緩やかに改善していくという経過をたどったのである。

また、長期的な改善を左右したのは、治療開始後三年間にどのような改善パターンを示したかであった。一年目にぐっと改善し、二年目、三年目も改善を維持したグループは、八年後も最も良い改善を示した。このグループは全体のほぼ半数を占めた。次いで良好な経過をたどったのは、一年目はわずかしか改善しなかったものの、二年目、三年目と少しずつ改善が認められたグループで、全体の三分の一を占めた。三番目のグループは、一年目はぐっと良くなったにもかかわらず、二年目、三年目と逆に悪化し、三年目には治療前と変わらないレベルに戻ってしまった。全体の一四％を占めるこのグループは、八年後の改善の度合いが最も悪かった。

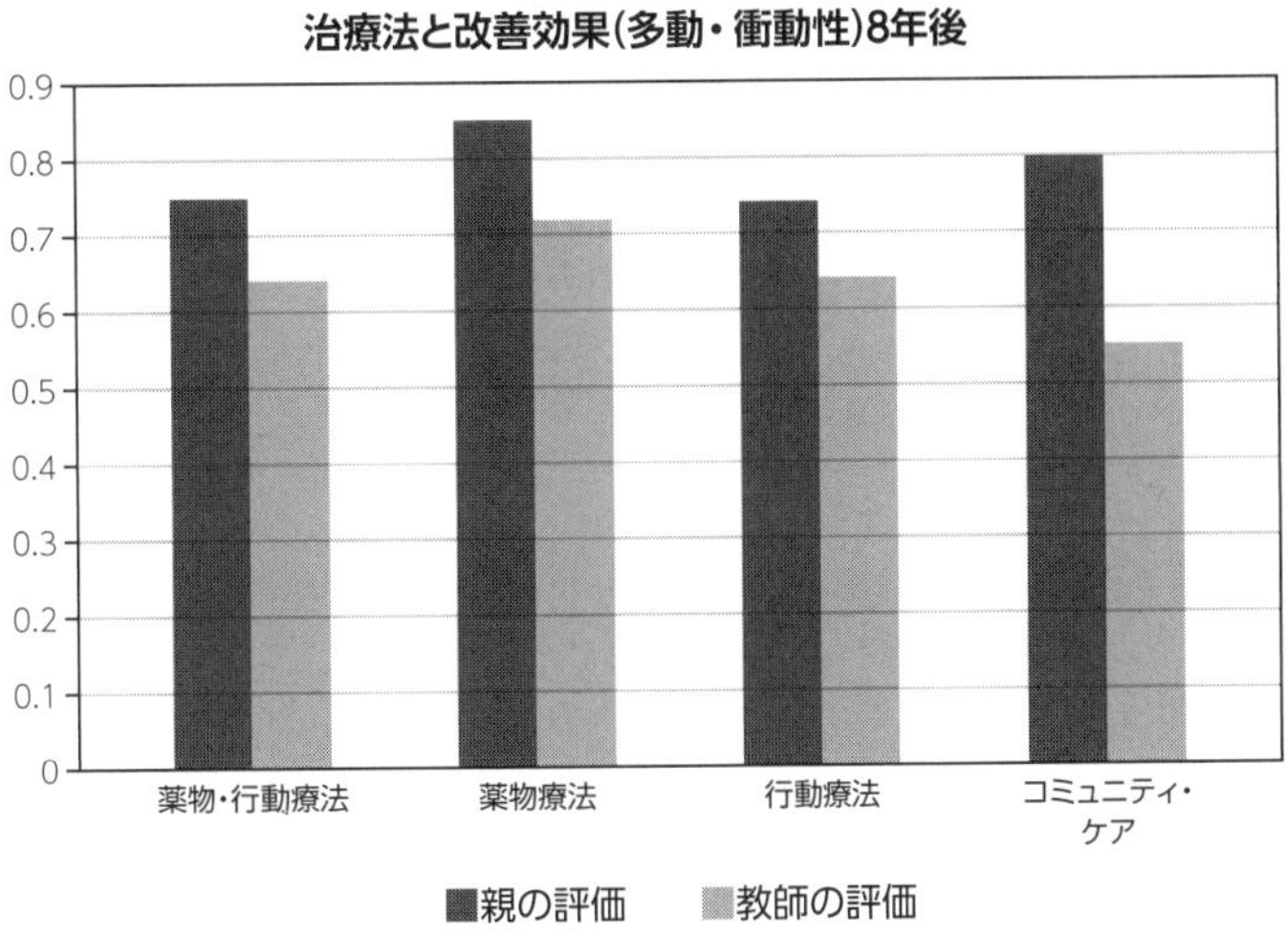
治療法と改善効果(多動・衝動性)8年後
0.9
0.8
0.7
0.6
0.5
0.4
0.3
0.2
0.1
0
薬物・行動療法
薬物療法
行動療法
コミュニティ・ケア
親の評価
教師の評価

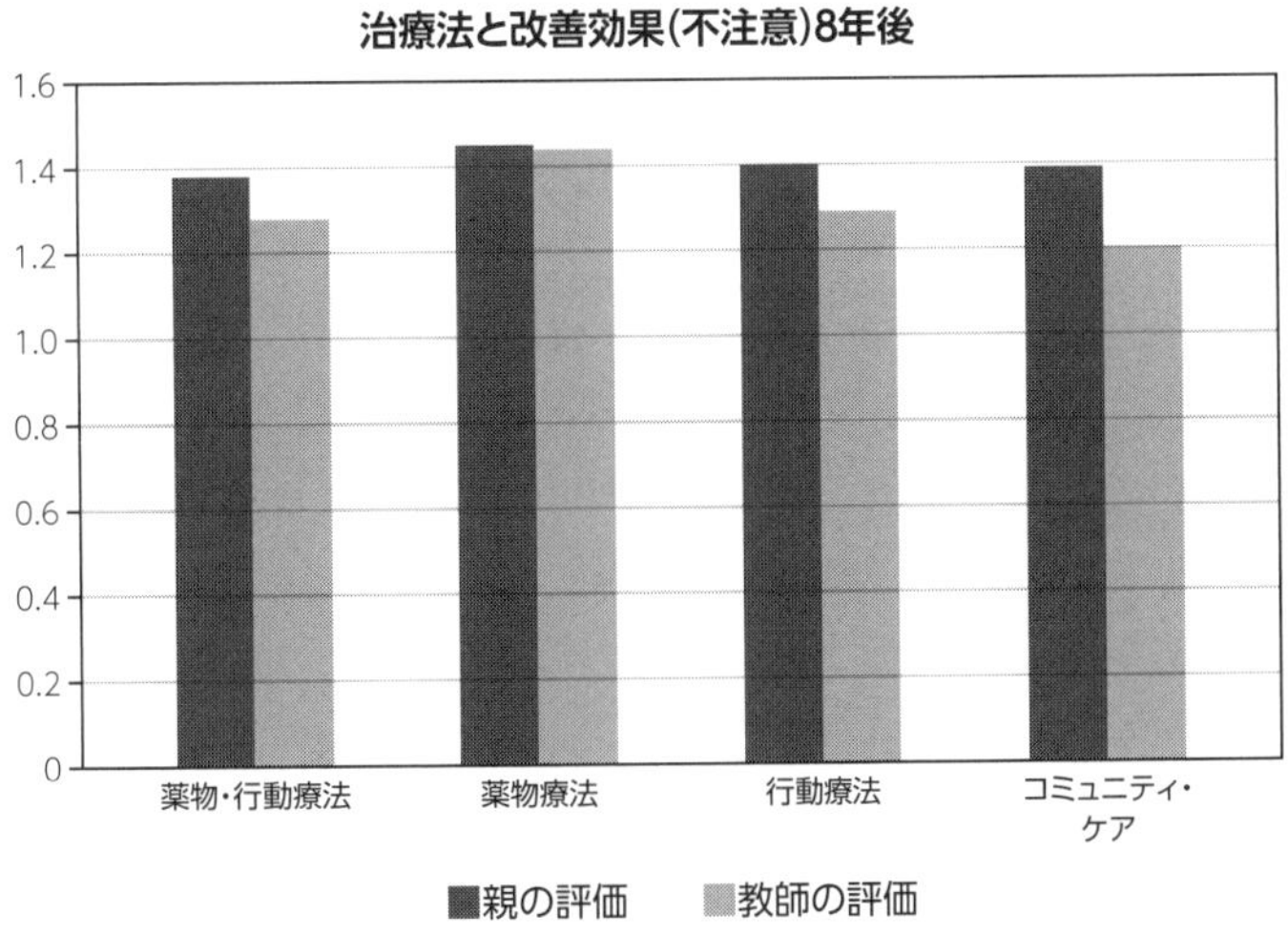
治療法と改善効果(不注意)8年後
1.6
1.4
1.2
1.0
0.8
0.6
0.4
0.2
0
薬物・行動療法
薬物療法
行動療法
コミュニティ・ケア
親の評価
教師の評価

改善パターンを分けたのは、一体何だったのか。最も良い予後を示したグループは、それ以外のグループと比べて、スタートの段階で、症状の程度、行動上の問題が軽度であり、IQなどの認知機能が優れており、また、両親が離婚しておらず、経済的にも裕福であるといった傾向がみられた。つまり、その子の障害の程度や家庭環境が、治療法よりも長期的な改善を左右したのである。

この研究の結果でもう一つ注目すべきは、治療開始から六年後の時点で、うつや不安の症状を示す割合が治療法によって大きく異なっていたということである。行動療法のみを選択した場合、うつや不安症状を示したのは四・三％に過ぎなかったが、薬物療法群では一九・一％で、薬物療法と行動療法の両方を選択した群では一七・七％とそれぞれ四倍以上になっていた。長期的な改善効果に変わりがないのであれば、行動療法のみで薬物療法を行わないという選択肢も充分ありえるだろう。

しかも、薬物療法で服用を中断すると症状はむしろ悪化してしまう懸念がある。中枢刺激剤の投与が行われたＡＤＨＤの小児のケース（七九例）を五年間追跡した研究によると、[57]二年後の段階できちんと服薬が継続できていたのは四一例で、約半数が脱落するか、服薬が不規則になっていた。五年後になると、全ケースの二割に当たる一六名にまで減っている。そして、指示されたとおりに服薬を続けているケースでは多動や不注意の症状は改善が維持されているのに対して、服薬を止めたり、不規則になっているケースでは悪化していた。また、食欲低下などの副作用は五年後も持続する傾向が見られた。治療者も保護者も判断に迷うところであろう。

二〇一六年に出たコホート研究[58]は、オランダで行われたものだが、先ほどのMTAより も少し高い年齢層の児童（平均年齢一一・四歳）を対象に、六年にわたりADHD治療薬の長期的な効果が調べられた。

混合型のADHDと診断された三四七人の児童に対して薬物療法を行い、その効果を追跡調査した結果、六年後の時点で、ADHD症状の重症度にも、全般的な機能にも、何ら改善を認めなかったとの結論に至っている。

このように、児童期には一時的にしろ顕著な効果がみられる場合もあるが、少し年齢が上がって思春期になると、その効果は薄らぎ、長期的な効果はまったく期待できないというのが、これらの研究の結論なのである。

実際、臨床医としての経験に照らしてみても、薬を使うか使わないかよりも、たとえば家族や教師など周囲の理解や支え、適した進路や職業に出会えるかといった他の様々な要因の方が重要だ。薬を使う場合も、服薬が最終的な問題解決に導いてくれるわけではないことを認識し、服薬終了後への備えや本人の特性を生かす取り組みをしっかりと行っていくことが大切になるだろう。

成人では、薬の効果は明確でない

児童への薬の効果については見てきたとおりだが、さらに成人のADHDとなると、短期的にさえ、薬による改善効果が得られにくいという結果が示されている。

たとえば、次のグラフは、最近、オランダで行われた研究の結果を示している。メチルフェニデートまたはプラセボ（偽薬）を児童に投与した場合と、成人に投与した場合の効果を、時間経過とともに比較してある（縦軸は、症状の程度を主観的な印象で評価したスコア。数値が低い程効果を認める）。児童ではプラセボ効果があまり見られず、薬効だけが現れていると考えられる。投与初期から明確な効果が認められ、時間とともに効果が強まっていき、投与終了後には改善効果が弱まることがわかる。

一方成人の場合には、プラセボ効果がかなり顕著だ。八週間後の段階では、本物の薬を投与された群と統計学的な有意差が認められないほど、プラセボでも改善効果があった。

この論文の研究者たちは、主観的な印象による効果判定では評価が難しいとして、脳における血流量の変化を調べることで、機能がどの程度高まっているかを客観的に判定する方法をとった。その結果、児童では、視床（感覚情報が集められ、大脳皮質に送られる情報を選択する領域で、注意にも関与）や線条体（快感や意欲、運動の調整などにかかわる領域）、前部帯状回（注意や感情の調整にかかわる領域）で血流量が増えたが、成人ではまったく増加は認められず、むしろ減っている傾向さえ示したのである。

この結果を踏まえて、論文の研究者たちは、成熟した成人の脳では、発達途上の脳をもつ児童とは異なり、同じような薬効は得られにくいのではないかと考察している。

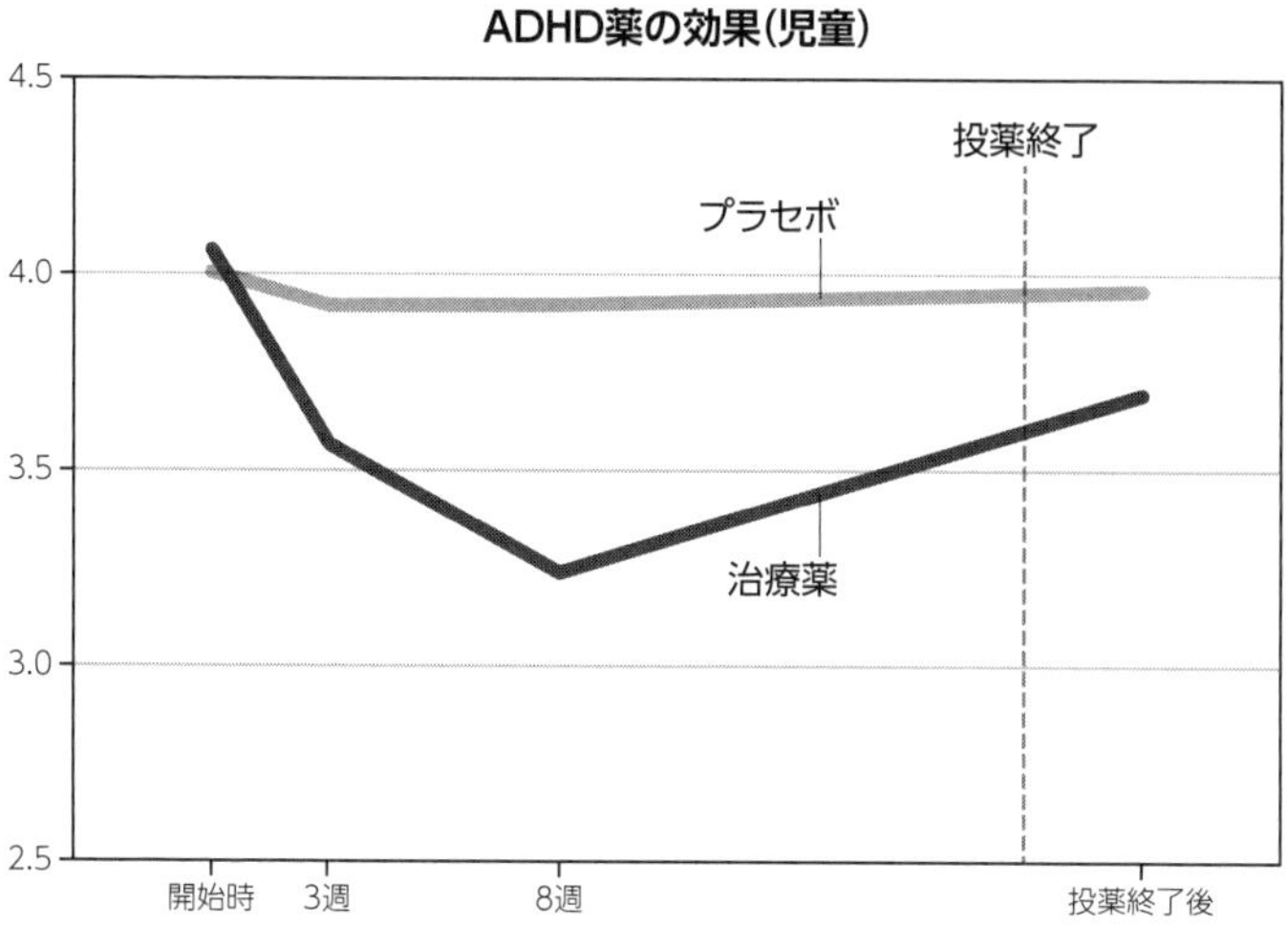
ADHD薬の効果(児童)
4.5
4.0
3.5
3.0
2.5
投薬終了
プラセボ
治療薬
開始時
3週
8週
投薬終了後

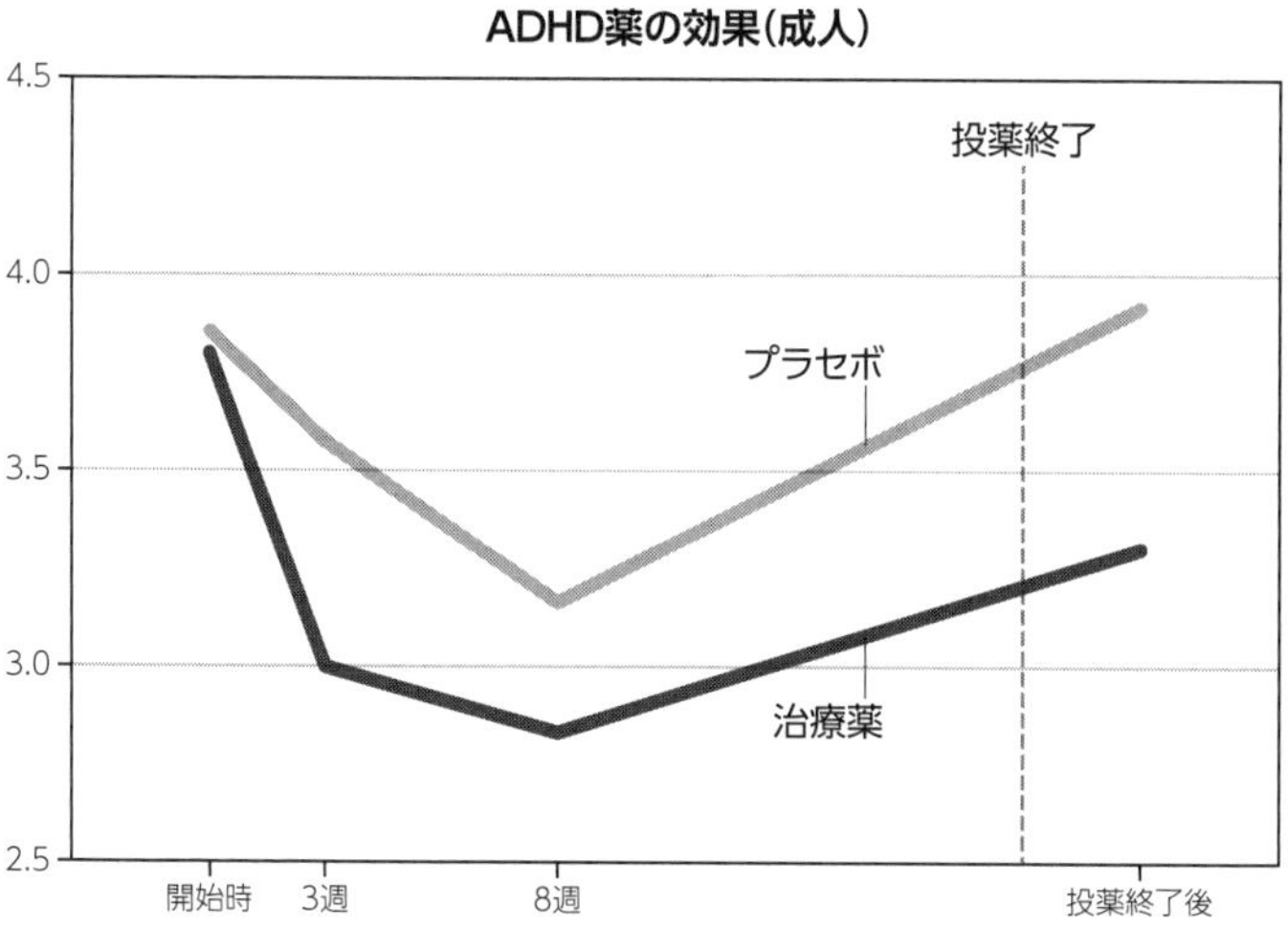
ADHD薬の効果(成人)
4.5
4.0
3.5
3.0
2.5
投薬終了
プラセボ
治療薬
開始時
3週
8週
投薬終了後

鳴り物入りの論文の末路

成人のＡＤＨＤに対する薬物療法については、その効果だけでなく、前提そのものに疑問符がついている状況であるにもかかわらず、臨床の現場ではすさまじい勢いで処方が行われているのが実情だ。

二〇一四年九月に発表され、大きな注目を浴びた論文がある。成人のＡＤＨＤに対するメチルフェニデートの効果を検証するために、これまで行われた一一件の研究結果を総括・評価したもので、コクラン共同計画の一環として行われた。コクラン共同計画とは、医療や疾患の予防のための医療情報を検証し、適切な情報を広く提供するための国際的な取り組みである。

実は、多くの関係者がこの論文を待ち望んでいた。九年も前に研究の予告が行われていたということもあるが、今後の治療を決める上での一つの指針を与えるものとして期待されていたからである。著者はイスラエルやアメリカの三人の研究者。そして、注目の結論はというと、メチルフェニデートが成人のＡＤＨＤの改善に有効であり、エビデンスのレベルも「高い」とするものであった(59)。

この論文の発表に、成人のＡＤＨＤの治療に薬を使い始めていた臨床家たちは安堵するとともに、勢いづくこととなった。

ところが、発表から一年ほどの間に、四つの研究グループから異議申し立てが行われ、論文は厳しい批判にさらされることになった。著者側から反論らしい反論もないまま、二〇一六年五月、コクランの編集者たちはこの論文の取り下げを決定した。その間、著者の一人は、論文から自分の名前を削除することを申し出ている。エビデンスのレベルが本来ならば「非常に低い」と判定すべきところを「高い」と判定してしまっていたのである。

この論文にはそれ以外にもさまざまな不備が指摘されているが、もう一つ問題視されているのは、効果を検証した研究のうち少なからざる割合のものが利害関係をもつ研究者によって行われ、その背景を公表していないケースもあったことである。

著者たちは、対象となった一一件の研究のうち二件だけが製薬会社からの資金援助を受けて行われていると明らかにしていたが、実はそれ以外にも二件の論文が製薬業界と経済的につながりがある医師によって書かれ、それぞれが製薬会社から数百万ドルを受け取っていた。さらに、問題の論文の三名の著者のうち二名が、製薬会社と経済的つながりがあることを認めている。

こうした状況では、客観的であるべき評価が製薬会社に都合のいいように歪められてしまう危険を排除することは難しいであろうと、この問題について究明した北欧の研究者たちは述べている(60)。コクランのような中立性に重きを置く、国際的な取り組みにおいてさえも、こうしたことが起きてしまうのだ。

かくして今、ADHDの過剰診断と過剰投薬に疑問をもち、もう一度前提から考え直す必要があるのではないかと考える人が、専門家にも増え始めている。

ただ、ADHDと診断された成人の大部分が実はADHDでなかったとしても、彼らの苦しみがなくなるわけではない。また、ＡＤＨＤと診断されるような問題を抱えた子どもたちが増え続けているという現実や、それに本人も親も教師も翻弄されているという状況は変わらず存在している。

彼らの苦しみの前に、ＡＤＨＤという診断もその診断に基づいた薬物療法も、ほとんど無力だ。

なぜ、無力なのか。それは、ＡＤＨＤという診断が、本当の問題をとらえ切れていないからではないのか。歯が痛むからといって、痛み止めで症状を抑えるだけでは根本的な解決にならない。それと同じことで、症状だけを診断し、治療するというＡＤＨＤの治療モデルでは、何にも解決しないのではないのか。そういう疑問が沸々とわき起こるのである。

問題の根本は、別のところにあるのではないのか。その根本的な要因を探り出し、そこにアプローチすることこそが、改善に役立つだけでなく、そもそもそうした問題の発生を防ぎ、減らすことにもつながるのではないのか。

では、根本にある問題とは何なのか。そのことを考える上で、私が出会ってきた人たちの物語は、ヒントになるかもしれない。

第六章　覆った定説

能面のような顔の下に

かれこれ二十年ほど前のことである。

夏休みが終わる頃、十七歳の少年がひったくりを繰り返した挙げ句、老女にケガをさせる事件を起こし、逮捕された。勾留の後、少年鑑別所に送られると、一ヶ月がかりでさまざまなことを調べられた結果、「広汎性発達障害」と診断され、当時筆者が勤務していた医療少年院に送られてきた。広汎性発達障害は、自閉スペクトラム症（ＡＳＤ）とほぼ同じ状態を指す診断名だ。

最初にこの少年と出会ったときの印象は、実に強烈なものであった。真っ白な能面のような顔には、何の表情も浮かんでいない。問われたことには答えるが、口数は少なく、最小限の答えだけが返ってくる。特徴的だったのは、言葉の量よりも質であった。口から出る言葉には何の感情もこもらず、淡々と機械的に音声を発するだけ。こうした非言語的コミュニケーションの乏しさやステレオタイプな反応が、広汎性発達障害という診断の裏付けともなったようだった。

だが、一般的な発達障害のケースとは何か違うものを感じたのも事実だ。

一回目の診察だったか二回目の診察だったか、「生まれて最初の記憶は何かな?」と聞いたとき、少年は背筋をまっすぐに伸ばした姿勢で、身じろぎ一つせず、「一人でテレビを見ている記憶です」と答えた。

最初の記憶には、その人が人生の出発点で抱えているものが現れると言われる。この少年の場合、人生最初の記憶には、彼の生い立ちがかかわっているように思えた。彼の母親は、彼を産んですぐ亡くなっていた。乳飲み子の頃は叔母に世話をしてもらったらしいが、物心ついた頃に彼と暮らしていたのは父親だけだった。父親は仕事で忙しく、小さい頃から一人放って置かれることが多かった。幼い彼の子守をしてくれたのはテレビだったのだ。

父親との二人だけの暮らしは寂しいものに思えるが、彼にとってはそれが当たり前の日常だった。それ以外の生活を知らず、その暮らしの中で育つしかなかったのだ。

面接を重ねるうちに、彼は少しずつ生い立ちについて話してくれるようになった。父親は忙しいとなかなか帰ってこず、ときには何日も家を空けたままのこともあった。家中あさっても何も食べるものがなく、ただ父親の帰りを待っていたこともあったという。

父一人子一人の生活は満ち足りたものとは言えなかったが、その頃はまだ幸せだったとも言える。小学四年の時、父親が再婚したのだ。継母が優しくしてくれたのは、最初のうちだけだった。

次第に彼を叱ることが増え、言うことをきかないと、体罰を加えるようになった。その様子に反応したのが連れ子の娘たち（彼にとって義姉にあたる）で、ぐるになって彼をいびり始めた。つねられたりたたかれたりするのは序の口で、あるときは、「死んでほしい」と言われて、ロープを渡された。

同級生の母親の通報で児童相談所が介入、彼は保護され、唯一心を開いていた同級生やその母親からは遠く離れた児童養護施設で暮らすようになる。

その後、父親は再婚相手と別れたが、息子を家に引き取ることはなかった。

施設での暮らしの中で、彼はあるスポーツの才能を開花させる。ジュニアの大会で注目されるほどの活躍をみせるようになると、かつてそのスポーツをしていた父親も、彼の活躍を喜んだ。ところが、高校に進み、インターハイを前にして、彼は大きなケガをしてしまう。開けていたかに思えた選手としての将来は、いきなり絶たれることになった。

逮捕されることになる夏休みを迎えたとき、彼が置かれていたのは、そうした前途の見えない状況であった。しかし、施設から外泊許可を得て家に帰っても、そこに父親はほとんどおらず、食べ物や金さえなかった。ただ、彼はもう、怒りや寂しさを押し殺して、じっと父親の帰りを待つだけの小さな子どもではなくなっていた。

ベテラン職員の一言

医療少年院にやってきて間もないころの状態だけを見れば、彼はいかにも発達障害と思われる特徴を示していた。表情が乏しいだけでなく、自分からは一言も口を利かず、紋切り型のことしか言わない。決まり切ったことを機械のようにするだけで、周囲には無関心だ。過敏で潔癖なところもある。ただ、運動神経抜群で、スポーツで頭角を現したことがあるというのは、発達障害のケースとしては珍しい。どちらかというと、運動が苦手ということが多いからだ。

最初のうちは最低限の反応しか返って来なかったのだが、語られる言葉に耳を傾けていると、彼は自分の身に起きた出来事について、ぽつりぽつりと話してくれるようになった。それは、どれも過酷なものだった。平板だった彼の言葉は、一ヶ月、二ヶ月と経つうちに豊かさを増し、感情が宿るようになった。彼自身、診察の時間を楽しみにしてくれているようで、語りつくせぬ分は自分で文章に書いて持参するようになった。恵まれた家庭の子なら、幼いころから母親に聞いてもらって、一緒に悲しんだり、憤ったり、励ましたりしてもらったであろうことを、筆者や担当の教官に語ったのである。

そのうち行動面でも変化が報告されるようになった。同じ部屋で、障害の重い子が一緒に暮らしていたのだが、その子の面倒をよく見るようになっていた。それも、世話をしたことを周囲にアピールするでもなく、さりげなくやっている。しかも、世話の仕方はとても的確で、ほかの職員が驚くほどだった。本人の説明によると、養護施設にも障害の重い子がいて、よく世話をしていたということだった。

彼はほかの点でもよく気が付き、何事も要領が良く、ツボを心得ていた。「先生、あの子は発達障害とは違いますで」と、日々生活を共にするベテランの職員が私に耳打ちした。私も同感だった。

発達障害という診断名は当時からブームのように使われるようになっていて、送られて来る子どもたちにもそう診断されたケースが目立つようになっていた。だが、長年子どもたちを見てきた職員は、そんなことに惑わされることなく、本人自身を見ていたということだろうか。

そんなベテランの感触を裏付けるような研究が、ほどなくして世に出ることになる。

「疑似自閉症」の発見

一九九九年、イギリスのマイケル・ラターたちの研究チームは、ルーマニアの施設からイギリスの家庭に養子として迎えられた孤児たちを追跡調査した結果を報告した。一一一人の子どもを四歳と六歳の時点で調べたところ、六％の子どもが通常の自閉症と酷似した行動パターンを示し、さらに六%がより軽度ではあるが自閉症の特徴を見せた[61]。通常、自閉症の有病率は一般人口の〇・一%であり、軽症のものを含めた自閉スペクトラム症（ＡＳＤ）でも一〜二%であることを考えると、非常に高い数字である。一方、イギリス国内で生まれ、生後六ヶ月以内に養子となった子どもについて調べたところでは、五二例中一例もそうした傾向を示す子どもはいなかった。

自閉症の症状を示す子どもたちには、男女の比率に差がなく、頭囲（頭周りの長さ）が正常であるといった特徴が認められた。本来の自閉症では、男児に数倍高い有病率が認められ、また頭が大きい傾向を示す。

さらに、ルーマニアからイギリスに渡り養子となったものの自閉症の症状を示す子と示さない子を比べると、自閉症の症状を示す子は、より長期にわたり特定の養育者がいない状態に置かれていた。

ラターたちの研究結果は、養育要因が自閉症とそっくりの状態を作り出すことを示すものだった。ラターたちは慎重に「疑似自閉症（quasi-autism）」という言葉を用いているが、実際には、ＡＤＯＳ《エイドス》（自閉症を診断するもっとも信頼性の高い検査）によっても自閉症と判定される状態であり、通常の診断ならば間違いなく「自閉症」と診断されてしまう状態だったのである。

この研究結果は、関係者に大きな衝撃をもって受け止められた。当時の専門家の常識では、発達障害は遺伝要因など先天性の要因が強く、中でも自閉症はほぼ一〇〇%遺伝要因で決まる、生まれ持った障害であるとされていたからだ。

ラターたちは、八年後の二〇〇七年に、さらなる研究結果を報告した。[62]イギリスで養子になったルーマニア孤児一四四名のうち一七・五％が四歳の時点では自閉症の特徴を示したが、これらの子どもたちを十二歳の時点で再検査したところ、四分の一の子どもには自閉症の症状が認められなくなっていたのだ。

本来の発達障害であれば、十二歳までに四分の一もの子どもが回復してしまうということは起こり得ない。この高い回復率は、男女比に差がないことや、頭囲が正常であることと並んで、発達障害とは別の原因で起きた「疑似自閉症」であることを裏付けるものだと言える。

ラターたちの研究以降、ネグレクトや虐待がからむと、自閉症のような遺伝要因が非常に強いとされてきた状態を呈し得るということが認知されるようになった。精神科医で、発達障害の日本における権威の一人である杉山登志郎氏は、虐待ケースの子どもの実に二四％にASDを認めたと報告している。[63]養育要因によって、発達障害とそっくりの状態が生じるということが、改めて認識されているのである。

「ADHD」は、遅れて姿を現す

自閉症についてみてきたが、本書のテーマであるADHDについてはどうであろうか。

実は、イギリスで養子となったルーマニアの孤児に関するラターたちの研究には、さらに続きがある。

二〇一六年、ルーマニアの孤児たちのその後を調べた研究[64]で、フォーカスを当てられたのがＡＤＨＤである。

それによると、研究グループは、対象となった子どもを、養子になるまでに施設で暮らした期間が六ヶ月未満かまったく暮らしていないグループ（低リスク群）と、六ヶ月以上暮らした後に養子となったグループ（高リスク群）に分け、十五歳の時点と、二十二歳から二十五歳の時点において、ＡＤＨＤの診断基準に該当する人の割合を調べた[65]。

結果は驚くべきものであった。低リスク群のうちＡＤＨＤの診断基準に該当する人の割合は、十五歳で五・六％、成人で三・八％で、同年代の一般人口での割合とほぼ同じであった。ところが、高リスク群での割合は、十五歳で低リスク群の四倍近い一九％、成人では低リスク群の七倍を超える二九・三％にも上ったのである。

この結果は、幼い頃の不利な養育環境が、時間を経てからＡＤＨＤの症状を生じる要因となることを示している。この場合の「ＡＤＨＤ」は、正確には疑似ＡＤＨＤと呼ぶべきだろう。しかもこの「ＡＤＨＤ」は、児童期よりも青年期、青年期よりも成人期に強まる傾向を示している。さらに、その特徴をみると、男女間の発症率に差が認められないなど、これまで報告された成人ＡＤＨＤの特徴と一致していた。また、高リスク群では、脱抑制的な社会的活動（ＤＳＥ）、自閉スペクトラム症（ＡＳＤ）、素行障害などがより高率に認められた。

ルーマニア・ブカレストの六つの施設で暮らす生後六ヶ月から二歳六ヶ月の乳幼児一八七名（平均一歳十ヶ月、男女比ほぼ半々）を対象にした研究[66]でも、三年半後（平均五歳四ヶ月）の時点までは特にＡＤＨＤの傾向は認められなかったのに、四年半後（平均六歳四ヶ月）の時点で、ＡＤＨＤの兆候が現れる傾向が認められている。環境要因が「ＡＤＨＤ」となって発現するまでにはタイムラグがあるのだ。

浮かび上がる一つの答え

さらに、ジョナサン・グリーンらマンチェスター大学のグループが、家庭崩壊や虐待・ネグレクトにより、公的保護を受けた後、養子となった六歳から十一歳までの児童六〇名（男児二七名、女児三三名）について診断を行ったところ、約三割にＡＳＤを認めたが、そのうちの約七割にＡＤＨＤが合併し、またＡＳＤを認めなかったケースの約三割にＡＤＨＤを認めた。全体の四割がＡＤＨＤの診断に該当したのである[67]。

まず、有病率自体が通常と比べて著しく高いが、中でも驚くべきは、ＡＳＤにＡＤＨＤが合併する比率の異常な高さだ。通常三〇％程度といわれているが、その倍以上の頻度ということになる。両方が合併しているケースでは、養育要因についていっそう注意深く探っていく必要があるだろう。

二〇一六年に発表されたデンマークでの研究結果は、成人がＡＤＨＤの症状を示した場合、虐待などの養育要因が関与している可能性を強く示唆するものであった。一九八四年に生まれた二十四、二十五歳の人から無作為に抽出された四七一八名に、虐待やネグレクトにより児童保護施設が介入・保護を行ったケース八五〇名を加え、過去の虐待と現在のADHD症状（診断基準に該当する症状）について、訪問での面接または電話での聴取により調べた。すると、虐待が認められなかった人に比べて、虐待を受けたことがある人では、ADHDの診断に該当する割合が三倍から五倍に上ったのである。ことに身体的な虐待を含む虐待を受けたケースでは五倍に達した。一方、心理的な虐待だけのケースでも三倍を超えていた(68)。

これらの結果は、虐待など養育環境の問題が、成人期のADHDと考えられている状態の、少なくとも一つの原因となっていることを示している。

疑似発達障害という仮説

成人のADHDの特徴として、認知機能の低下は軽微なのにもかかわらず、生活上の困難や適応の問題が深刻であることを思い出してほしい。これは、虐待などの不利な養育環境で育った人とも重なる傾向だが、本来の発達障害の特徴とははっきり異なる。また、虐待されたケースでは、ADHDやASDと診断される割合が大幅に高くなるのに対して、認知機能に直結した学習障害や知的障害については、そこまで増加が見られない。

つまり、社会性や多動・衝動性、不注意といった問題は養育の影響を受けやすいが、純粋な認知機能はそこまでダメージを受けないと言えるだろう。

今日、社会全体で見ても、ＡＤＨＤやＡＳＤの有病率は増加が目立っているのに、学習障害や知的障害は増えていないという事実は、増加のかなりの部分は、本来の発達障害というよりも、不利な養育要因など環境要因による症状、言い換えれば「擬似発達障害」に伴うものだということを示しているのではないのか。それは、困難な社会状況を映し出していると言えるが、ただ悲嘆すべきことでもない。

希望の光

先のラターたちの研究は、養育要因によって発達障害と見分けのつかない状態が生じうることを示すとともに、われわれに一つの希望を与えてくれることになった。養育要因によって起きた自閉症は、環境が整えられ、安定した養育者との関係が育まれると、通常の自閉症なら起こりえない回復が起きるということだ。

本章の冒頭で紹介した十七歳の少年にその後起きたのも、まさにそれを裏づける事態であった。

施設に連れてこられたとき、まるで機械仕掛けの人形のように見えた少年は、スタッフや同室の少年とのかかわりの中で、安心できる居場所を得たようだった。自発的にこれまでの人生を物語として書く作業に没頭するようになり、その過酷なドラマを他者と共有する中で、彼はずっと言葉にできなかった気持ちを生き生きと語るようになった。

その作業が終わる頃には、顔つきや表情、言葉遣いまで柔らかくなり、いっそう発達障害らしくなくなった。来たときとは別人のようだった。

それでも、笑顔を見せることだけはまれで、彼が笑ったというと小さな事件になるほどだった。彼が初めて晴れやかな笑顔を浮かべるのを見たのは、父親が面会に来て、自分の仕事を手伝ってほしいと告げたときだった。自分の犯した罪のために被害弁済をしなければならなかった父親が、自分を引き取ってくれるとは思っていなかったのだ。

地元に帰ったら被害者に謝りたいという言葉が彼の口から語られたのは、それからほどなくのことだった。許されて初めて、人は自分の罪に気づくのかもしれない。彼らの回復に立ち会うたびに、いつも思うことだった。

明るく輝く笑顔を見たとき、彼に足りなかったものが何だったかを見せつけられた気がした。結局、彼が求めていたのは、親に愛されることだったのではないのか。

発達障害は、遺伝要因などの生物学的要因の強い、それゆえ、ある程度固定した障害である。発達障害による症状であれば、一年という比較的短期間にこんなにも変化することはない。養育要因によって起きていた面が大きかったからこそ、最初は親代わりとなる存在に支えられ、やがては父親との関係が改善することによって、劇的な改善が起きたのである。

彼に起きていたことは、通常なら無条件に彼を守ってくれる特別な存在、ふつうは親と呼ばれる存在が、まともに機能しないことによるものだった。養育者が機能しないことによって起きる対人関係や情緒などの障害を、愛着障害と呼ぶ。

それは、この少年のように、あるいはルーマニアの孤児のように、例外的な子どもにだけ起きることなのだろうか。

残念ながら、答えは否である。現代社会の特徴の一つは、豊かな家庭で何不自由なく育ったはずの人でも、親のない子どものような問題を抱えやすくなっているということなのだ。

第七章　見えてきた発症メカニズム

可憐な少女が抱えていたもの

十七歳の女子高校生Aさんが、母親とともに医療機関にやってきた。すらっと伸びた背丈に、えくぼが印象的な少女で、初対面に臆することもなく話し始めた。

美しい顔を歪め、身振りや表情豊かに、苦境を訴える。授業にも集中できず、得意だった科目も成績が落ちてきている。期限までに課題が出せないことも続き、「進級がやばい」。体調も悪い日が多く、特に朝がつらい――。

その口調は深刻そうでもあるが、半ば他人事のように、どうでもいいという様子も時折見られる。ダンス部に所属し、授業は休んでも部活にだけは行っていたが、最近は、他の部員とぎくしゃくすることがあって、嫌気がさしてきたと語る。その一方で、将来はモデルや女優の仕事をしたいという夢も語る。

本人から一通り話を聞いた後で、付き添いの母親に入って来てもらった。母親の態度はどことなく遠慮がちというか、腰が引けている。臨床心理士が行った初回面接《インテーク》のサマリーには、実母はAさんが一歳にもならないときに病気で亡くなったと記されていた。この日付き添っていた義母と父親が再婚したのは、Aさんが幼稚園の年中のときだった。最初に見たときから、幼いAさんは活発で、よく笑い、いつも走り回っていたという。誰にでも甘え、抱っこをせがんだり膝の上に座った。面食らいながらも、可愛がりたくなってしまうのだった。

それまで祖母に育てられていたAさんは、自分（義母）の登場を最初は色めき立って喜んでくれたものだ。ところが、次第に扱いにくい面を見せ、ことに弟が生まれてからは、何かと手こずらせるようになった。

祖母や近所のおばさんの家に始終出入りし、呼びに行くと、自分の家のようにくつろいで、おやつを食べたりして、なかなか出てこない。「迷惑をかけるといけないから、あまり行かないで」と注意すると、そのことを祖母に泣きながら訴え、ひと騒動になったこともある。

そんなことが重なるうちに、お互い心を開けなくなってしまった。

学校でも、学校の外でも、誰とでもすぐ仲良くなるが、些細なことでトラブルになると急に毛嫌いし、何事も長続きしない。授業参観でも気が向いたら積極的に発表するが、興味のないことには上の空で、ぼんやりしているという感じだった。女の子なのに乱雑で、忘れ物も多く、他の医療機関で発達障害だと診断されたこともあるが、成績は良かったので、特別な治療もせず、そのままにしてきた。

思春期に入った頃からは、かかわろうとするとかえって面倒になることが増え、表面的な対応だけするようになった。父親とは仲が良く、べったりで、恋人のように甘える。そんな姿も自分への当てつけのようで、わが子なのに怖いと思うときもある――付き添いの母親は率直に胸のうちを語った。

スクリーニング検査では、ADHDの傾向がやや疑われるという結果だったが、発達検査や注意力の検査を行うと、全検査IQも処理速度も一一〇を超え、注意やプランニングの能力の低下も認められない。

Aさんの生育歴や幼い頃の状態を祖母などからも聞いたうえで、私は彼女が抱える問題はADHDではなく、愛着障害によるものだと診断した。

発達障害か愛着障害か

発達障害は、遺伝要因や周産期のトラブルなど、先天的な要因による神経発達の障害だというのが本来の定義である。一方、愛着障害は、虐待やネグレクト、養育者の交代などの養育要因により愛着形成に破綻を来し、対人関係の障害や身体的、情緒的、社会的発達にも問題を生じる状態である。

だが、愛着障害が強く疑われる場合でさえも、その診断が下されることはあまりない。それが遺伝要因など先天的な問題で起きているのか、虐待や養育者の交代など養育上の問題で起きているのかを明確に見分けることが難しいという現実的な理由もある。青年や成人ともなると、幼い頃に起きたことは確かめようがない場合もあり、推測はしても診断にはなかなか踏み切れない。それに、養育要因で障害が起きたとなると、親の方も心穏やかではない。虐待により子どもが保護されるといったことでもない限り、大部分は発達障害として扱われることになる。

片や発達障害は、遺伝要因や妊娠中・周産期のトラブルなどによるものであり、それは誰にもどうすることもできなかったことである。誰も責任を問われることなく、自分を責める必要もない。障害として堂々と支援を受けることもできる。発達障害は日の当たる診断なのである。

しかし、愛着障害の方が、より大きな困難や生きづらさを抱えていることも多く、自殺や自己破壊的行動、薬物乱用、摂食障害などにより命にかかわることも少なくない。発達障害者支援法という法律ができて、発達障害を抱える子ども・大人は法的にも支援を受けやすくなっているが、愛着障害を抱えた人の問題は置き去りにされがちだ。

愛着障害はＡＤＨＤとどう関係しているのか。そのことを理解するためには、まず、愛着について知っていただく必要がある。

生存と幸福を支える仕組みの危機

愛着という現象に着目し、その役割を解き明かすうえで最初の大きな貢献をしたのは、イギリスの精神科医ジョン・ボウルビィである。ボウルビィは、疎開児童や戦災孤児の研究を通じて、母親を失うことが、単に栄養を提供し世話をしてくれる存在を失う以上のダメージを与えることを報告した。

当初この現象は「母性愛剝奪（maternal deprivation）」として捉えられ、母親を奪われることによるネガティブな影響にフォーカスが当てられたが、その後、母親との関係は子どもの生存や成長の土台として機能しているというポジティブな役割が重視されるようになった。また、母親のような特別な養育者との唯一無二のつながりは、他の哺乳類にも広く認められる生物学的な現象であり、子どもを守るために進化した仕組みだと考えられた。そして、その結びつきは「愛着（attachment）」と呼ばれるようになった。

近年では、愛着を生み出す生物学的な仕組みも解明されてきている。この仕組みは、子どもを産み、乳を与え、子育てをする種に広く共有されている。人が、犬や猫やハムスターをペットにして、家族や友達に対するような親しみを覚え、ふれあうことで癒しを得られるのは、同じ仕組みを共有しているからだ。

そこで重要な働きをするのが、オキシトシンである。このホルモンは、体においては内

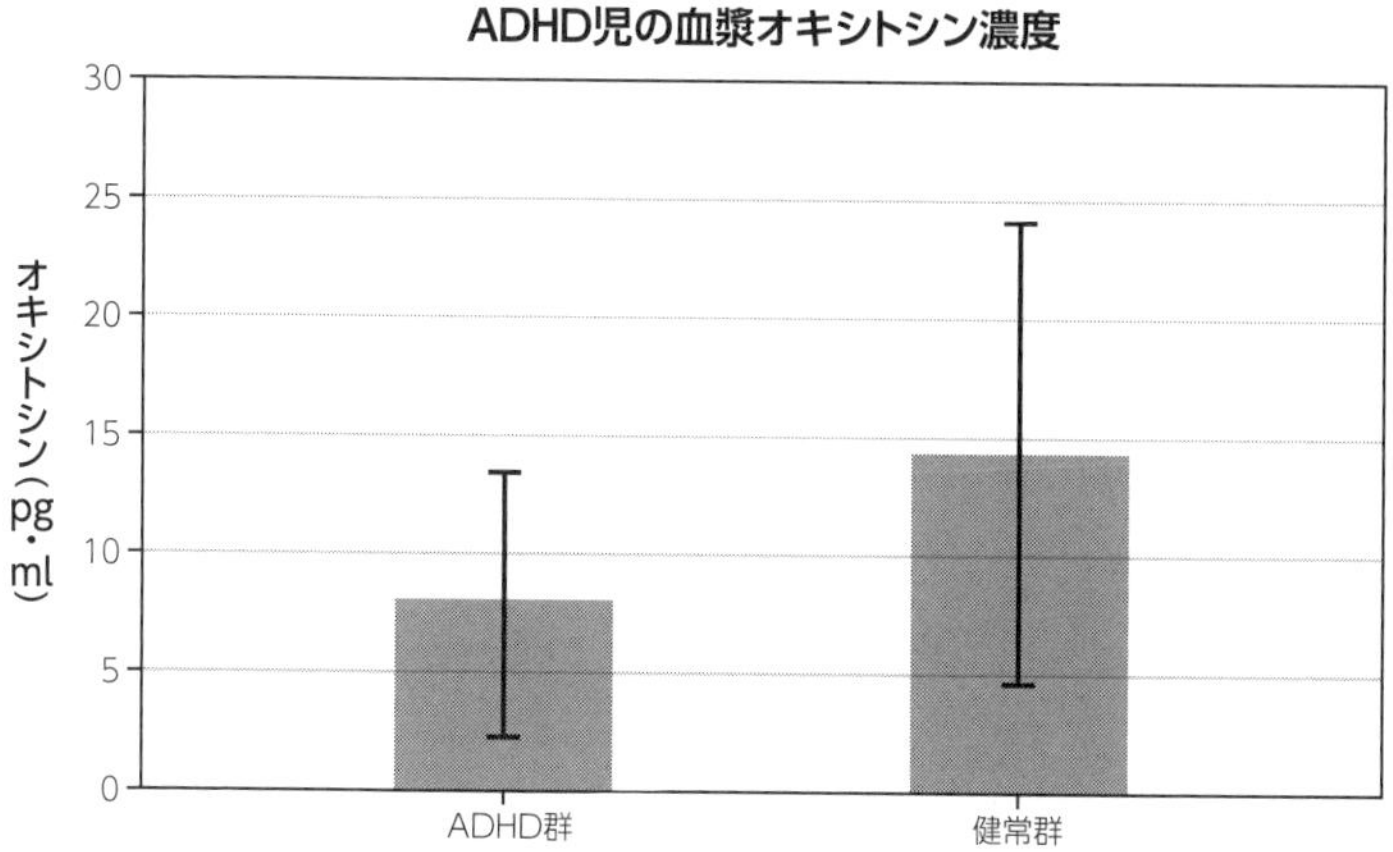

Taurines ら(2014)の論文のデータより作成
エラーバー(|—|)は標準偏差を示す。

分泌ホルモンとして、脳内においては神経ペプチドとして働く。

　オキシトシンは百年以上も前に発見されていたにもかかわらず、授乳や分娩（陣痛）にだけかかわる原始的なホルモンとみなされ、あまり重要視されてこなかった。育児行動やつがいの形成、親子の絆といった持続的な結びつきを支えているばかりか、社会性や共感性を高め、ストレスや不安から身を守り、喜びや満足感を与えて、我々の心身の健康と幸福に深くかかわっていることが解明されたのは比較的近年である。

　最近になって、多動や不注意との関係も知られるようになり、ＡＤＨＤの子どもは血漿中のオキシトシンの濃度がグラフのように低下していると報告されている[69][70]。オキシトシンには、落ち着かせ、じっとしていることに耐えられるようにする作用があるのだ。それは、授乳や育児のときに、母親が長時間赤ん坊にかかわれるようにするための仕組みでもある。

愛着の形成にとってとりわけ大切なのは、生まれてから一歳半くらいまでの間で、この時期に常にそばにいて愛情深く世話をしてくれた存在との間には、他のものに代えがたい特別な絆（愛着）が生まれる。それは母親との関係にとどまらず、あらゆる対人関係の土台となる。安定した愛着を獲得することは、オキシトシンによる安心と喜びの仕組みがうまく働くようになることでもある。

ところが、この時期に世話をしてくれる人がいないか、いてもうまく役割を果たしてくれないと、不安定な愛着しか形成できなくなる。いったん安定した愛着が形成されても、養育者が交代したり、何かの事情で育児を放棄したりすると愛着は不安定となり、最悪の場合には崩壊することもある。

不安定な愛着は、養育者との不安定な関係となってまず表われるが、それが対人関係全般に支障をきたすとき、愛着障害と呼ばれる。通常、その影響は対人関係にとどまらず、発達、情緒、行動、認知の多方面に及び、重度の場合には、心身の成長が止まり、免疫力も低下し、死に至ることもある。文字通り生きる力さえ失ってしまうのだ。

不安定な愛着と愛着障害

ボウルビィの研究が疎開児童や戦災孤児から始まったことにも示されるように、当初、愛着の障害は、孤児のように早くに養育者を失った、不幸な子どもたちに限った問題だと考えられていた。愛着障害として最初に公式の診断基準（DSM-Ⅲ、一九八〇）で採用された「反応性愛着障害」は、養育者が交代したり虐待やネグレクトを受けたりという特別な背景をもつことが必要条件だった。そのうえで、誰にも懐《なつ》かず心を閉ざすタイプを「抑制型（inhibited type）」、相手かまわず接近し甘えようとするタイプを「脱抑制型（disinhibited type）」と呼んだ。

ところが、愛着の研究が進むにつれ、一般の家庭で育っている子どもたちにも、愛着が安定した「安定型」と、そうでない「不安定型」があることがわかり、不安定型の割合が幼児の二〜三割に上ることが知られるようになった。ことに、個人主義が強まった近代国家や地域ほど、不安定型の割合が高かった[71]。

不安定型と分類される子どもにも、いくつかのタイプが認められる。母親がいてもいなくても無関心な「回避型」、母親の後を過剰に追おうとするのに素直に甘えられなかったり攻撃的な態度をとったりする「抵抗／両価型」、さらに、母親の機嫌や態度次第で反応が大きく変わる「無秩序型（混乱型）」である。

虐待との関係で特に注目されたのが、無秩序型である。ネグレクトやかかわり不足のケースでは回避型を示しやすい。ADHDとの関係が最も深いのは無秩序型、ついで回避型である。

イギリスのセント・ジョージ大学のピントらの研究[72]によると、一歳の時点で無秩序型の愛着を示した子どもは、そうでない子どもに比べて、七歳になったとき、教師が評価した

ＡＤＨＤ症状のスコアが統計学的に有意なレベルで高くなった。また、スウェーデンのカロリンスカ研究所のチームが二〇一七年に報告した研究によると、八歳の時点で無秩序型愛着の傾向を示した子どもは、十八歳の時点でＡＤＨＤの診断に該当する症状を示しやすかった[73]。

不安定型のもう一つのタイプである抵抗／両価型は、過保護なまでに世話を受けた後に愛情を奪われる経験をすることが典型的な背景として認められる。将来、不安障害や境界性パーソナリティ障害（自傷や自殺企図などを繰り返す情緒不安定な状態）、持続性うつ病などのリスク要因となると考えられている。

不幸な出来事もリスクを高める

幼い頃に認められた愛着パターンはかなり持続性があり、約七割の人が成人になった時点でも変わらない。ただ、約三割の人は、安定型から不安定型に変化していた。そうしたケースの多くで、親の死や離婚、親または本人の命にかかわるような病気への罹患、親の精神障害、身体的、性的虐待といった過酷な出来事が起きていた[74]。

スウェーデンで一九八七年から九一年の五年間に生まれた五四万人余りを対象とした大規模なコホート研究では、「不幸な出来事」が重なると、その後、ＡＤＨＤと診断され投薬治療を受けるリスクが高まるという結果が認められた[75]。不幸な出来事として挙げられたのは、親の死、親の離婚、親の精神障害や物質乱用（薬物依存やアルコール依存）、公的支援の受給、住所が定まらないことなどである。

お気づきだろうか。安定型愛着を不安定型に変えるリスク要因とＡＤＨＤと診断されるリスク要因は、少なからず重なっているのだ。愛着が不安定な子では何年か後にＡＤＨＤ症状が強まりやすく、逆に不遇な環境要因があっても愛着が安定していると、ＡＤＨＤを含む行動の問題が抑えられるという事実も念頭におくならば、養育環境の困難が愛着の不安定化を介してＡＤＨＤ症状を悪化させるケースもあると考えられる。

ちなみに、「不幸な出来事」として挙げられたもののうち、たとえば親の死はＡＤＨＤの診断・治療を受けるリスクを一・六倍に、家庭が公的給付を受けることは二・七倍に増加させた。リスク要因が四つ重なると五・五倍となった。施設での養育といった特別な状況がＡＤＨＤのリスクを数倍に高めてしまうことはすでに述べたが、それに匹敵するようなリスクの増加が、もっと身近な状況でも起こりうるのである。

遺伝要因の関与が大きいということになっているＡＤＨＤだが、もっともよく知られたリスク遺伝子でも、発症するリスクを一・三〜一・六倍に増加させる程度である。しかも、ある研究ではリスク遺伝子と認められても、別の研究では無関係とされることも多い。リスク遺伝子といっても、単独での影響はその程度であり、そうした遺伝子がいくつか重なることによってリスクが高まるとされているのだが、すべてのリスク遺伝子のスコアを合計したとしても、一般に信じられている遺伝率（遺伝要因が発症に関与する割合）には遠く届かないことは前述した通りだ。

ＡＤＨＤを悪化させるにしろ、ＡＤＨＤに似た症状を生みだすにしろ、親の不在や虐待、貧困といった養育要因の関与を無視することは到底できないのだ。

愛着障害とＡＤＨＤ

ここで少し整理してみよう。ＡＤＨＤと診断されている状態には、次の四つのケースがあると考えられる。

① 発達障害による本来のＡＤＨＤ
② 本来のＡＤＨＤが、愛着障害を含む養育・環境要因によって悪化している場合
③ 主に愛着障害を含む養育要因によって擬似ＡＤＨＤを生じている場合（愛着障害から二次的に生じた合併症や生活上のトラブルの影響なども含む）
④ 主に養育要因以外の原因により擬似ＡＤＨＤを生じている場合

④は、本来の発達障害でも愛着障害でもない他の要因によって、ＡＤＨＤのような症状を生じている場合である。後述する情報環境や食品添加物などの生活環境の影響が挙げられる。たとえば、学業・仕事が忙しかったり、スマートフォンやゲームに熱中したりして、睡眠不足が続き、不注意が目立っているという場合などである。ただし、④のみで起きていることは少なく、発達障害や愛着障害と絡まり合っていることが多い。

ＡＤＨＤを疑い外来クリニックを訪れる児童について母親との愛着を調べた研究(76)で、不安定な愛着を示す割合がおよそ八割だったことから、①のケースは全体の二割以下ではないかと推測される。養育要因が絡む②、③のケースが多くを占めているのが実情と思われる。そのうち②についてはある程度認知されているが、③についてはようやく知られ始めているというところである。

中でも成人ＡＤＨＤについては、第二章でみたとおり、一連のコホート研究の結果より、その九割以上が①でも②でもなく、③または④だということが明らかとなっているわけだ。

児童のＡＤＨＤでは、ことに③が相当混じっているのではないかという疑惑が強まっている。ここで注意を促しておきたいのは、③、④によって起きたものは、定義上「疑似ＡＤＨＤ」ということになるのであるが、症状でＡＤＨＤと擬似ＡＤＨＤを区別することは困難で、どちらも今日の診断基準を機械的に当てはめればＡＤＨＤと診断されるということである。また、③については、後でみるように、愛着障害自体の症状がＡＤＨＤと紛らわしい場合と、無秩序型などの不安定な愛着や虐待の影響が、何年か経ってからＡＤＨＤのような症状として現われる場合に分けられる。

そう考えていくと、発達障害による本来のＡＤＨＤ以外にも、ＡＤＨＤのような症状を悪化・発症させる四つのメカニズムが想定されることになる。それらについて、さらに掘り下げてみたい。

メカニズム1　養育要因がADHDをこじらせる

まずは、本来のADHDの子どもが、虐待など不適切な養育を受けることによって、症状を悪化させてしまうというメカニズムである。

ADHDを抱えている子どもは、叱られたり、注意されたり、ときには暴力などの虐待を受けたりしやすい。そうしたケースでは、例外なく、親との愛着も不安定である。愛着が不安定になることにより、周囲への不信感も強まり、対人トラブルがさらに激しくなる。否定的な対応や厳しい指導は、状態を改善するどころか、反抗・挑戦性障害（親や教師、大人に対する攻撃的言動や反抗を繰り返す状態）や素行障害（非行を繰り返す状態）といった破壊性行動障害にこじらせてしまいやすい。

あくまでも先にADHDがあり、後から虐待などが加えられることで、二次的に愛着の不安定化が起きる。これが、長く信じられてきた一般的な図式であった。いわゆる二次障害と呼ばれるものだ。

この悪循環のメカニズムは、確かに存在する。ただ、この説明だけでは辻褄が合わない点がある。

というのも、愛着の土台は一歳半の時点でほぼできあがり、愛着のタイプ（安定型か不安定型か）は七割がた定まるとされる。虐待はゼロ歳の段階から認められ、虐待死がもっとも多いのはゼロ歳児だが、虐待のピークは二歳から四歳頃である。一方、ADHDの症状が明らかとなるのは、早くても四歳以降の幼児期後半からであり、特に問題が強まるのは学童期においてである。

脳の発達とともに、子どもは落ち着きや注意力を獲得していく。幼い頃に、落ち着きのなさや不注意があったとしても、それがそのままADHDの症状とみなされるわけではない。判定が困難なため、ADHDの診断は四歳未満では行わないことになっているのだ。四歳以降も、小学校に入るまでは周囲の対応に注意しながら様子を見るのが一般的だ。薬物療法に積極的なアメリカ小児科学会の治療ガイドラインでさえも、六歳未満では薬物療法よりも行動療法を優先することを推奨している。したがって、ADHDの一つの目安は、就学年齢に達したとき、不注意や多動の問題が目立つかどうかということになる。つまり、愛着形成や虐待の頻発する時期の方が先であり、ADHDがはっきりしてくるのは、それよりも後なのだ。

特に、最近診断数が劇的に増えているのは、遅く発症したADHDである。ましてや成人のADHDとなると、先にも見たように、症状が現れるのはほとんどが十二歳以降である。七歳までに症状を確認することができず、十二歳までに発症年齢を引き上げた経緯を思い起こしてほしい。実際には、それ以降に発症しているケースも多いのだ。したがって、むしろ多くのケースでは、ADHDが先にあったから虐待や愛着の問題が生じたという説明に少々無理があるのである。

もちろん、衝動性や活動的な傾向に遺伝要因が強いことを否定するつもりはない。だが、そうした特性に遺伝要因が強いからといって、「ADHD」と呼ばれている状態も同じだと結論づけることはできない。何割かの子どもがもつ、そうした特性と、手に負えず「ＡＤＨＤ」として問題視されている状態には、ある決定的な違いがあるからだ。それは、問題視されるという、まさにその点だ。最初は親によって、ついで教師によって、さらにそこに医師も加わり、同じ特性が問題視されることによって、病名をもつ障害と化していく。障害を生み出しているのはその子の特性を問題視する環境によるところが大きいのだが、問題視の産物が混った「ＡＤＨＤ」なるものを、元々の特性と同一視することで、遺伝性の強い障害だというストーリーを作り上げられるのである。

しかし、すでに見てきたように、多くの場合には、年齢とともに行動のコントロールを獲得していくし、そうした特性は障害の証拠ではなく、優れた個性でもある。ＡＤＨＤの遺伝要因説は、多くの子どもがもつ特性と、問題視の産物である「ＡＤＨＤ」を同じものとみなすことによって生み出された幻なのかもしれない。

メカニズム２　脱抑制型愛着障害による疑似ＡＤＨＤ

次に、③愛着障害が疑似ＡＤＨＤを生じさせる場合についてみてみよう。これは二通りに考えられるので、メカニズム２と３に分けて考察したい。まず、愛着障害の症状がＡＤＨＤと見誤られる場合に典型的に認められ、近年注目されているのが、脱抑制型愛着障害（DAD：disinhibited attachment disorder）である。ＤＳＭ-５では、脱抑制型対人交流障害（DSED：disinhibited social engagement disorder）と呼ばれる。

誰にでも見境なく甘えようとするタイプの愛着障害で、誰彼かまわずに接近したり、馴れ馴れしく話しかけたりする。自分が本来頼っていい相手と、そうでない相手の見分けがつかない。特定の愛着対象との関係が十分形成されなかった結果、あるいは一人の愛着対象からだけでは十分なかかわりや愛情が得られないことを補おうとして、そうした行動パターンをとるものと考えられる。

脱抑制型愛着障害という仰々しい言葉からなにやら重症の状態をイメージするかもしれないが、そうした状態の子どもは誰でも身近で接したことがあるはずだ。たとえば、本章冒頭で紹介した女子高校生のAさんも、幼い頃にそうした状態になっていたと推測された。特徴的な症状としては、主に三つが挙げられる。

Ⓐ　親しい人と初対面の人の区別なく、馴れ馴れしくふるまう

- 人見知りがなく、誰にでも接近したり話しかける
- 出会ったばかりの人に、いきなり個人的な質問をする
- 相手かまわず、抱かれようとしたり、いきなり膝の上に乗ったりする

Ⓑ　ブレーキが弱く、気持ちや欲求のままに行動してしまう

- 思ったことをすぐに口に出してしまう
- 一ヶ所でじっとしているより、飛び跳ねたり歩き回るのを好む
- 目を離すと、すぐにどこかにいなくなってしまう

Ⓒ　気を引こうとする行動
・愛情や関心を得ようと、目立った行動をする
・かまってもらうことを過度に求める
・大げさな話や作り話をする

このうち、最も特徴的とされるのは、Ⓐの見境のない馴れ馴れしさである。こういう子どもを前にすると、少し面くらいながらも、その天真爛漫さに意表を突かれ、魅了されてしまうことも多い。

『赤毛のアン』にもDADの特徴が

多くの人から愛される名作『赤毛のアン』や『アルプスの少女ハイジ』の主人公にも、脱抑制型愛着障害（DAD）の特徴を見て取ることができる。相手を疑うことなく懐いていこうとしたり、気持ちのままにしゃべったり行動したりするところは、彼女たちの魅力と不可分だと言える。DADは、アンやハイジのように両親とは別の養育者に育てられた子どもや虐待を受けた子どもに高い頻度で認められる。それは不遇な境遇に適応しようとして身に付けたものであり、周囲から愛情や関心を受け取り、生き抜いていくうえで役立つ面もあるのだ。

ⒷやⒸの症状に目が向くと、多動や衝動性、不注意とみられてADHDではないかと思

われることも多い。実際、ＤＡＤの多くはＡＤＨＤと診断されてしまう。

医師の立場に立ってみると、診断を難しくするのは、年齢によって症状が移り変わり、特徴的な症状がみられにくい場合もあるためだ。Ⓐの見境のない馴れ馴れしさは、幼児期にはみられやすいが、年齢が上がるにつれて次第に目立たなくなることも多い。すると、Ⓑの脱抑制やⒸの関心を求める傾向だけが残るということになる。Ⓑが強いとＡＤＨＤと見分けが難しくなるし、Ⓒの傾向が演技性や境界性のパーソナリティ障害に発展する場合もある。

症状を正確に見分けるためには、幼児期のころの状態を証言や証拠とともに把握する必要がある。養育者の交代や愛情不足など養育上の問題があり、人見知りがなく、誰にでもすぐに懐いていき、話しかけたり体を触れたりしていたという場合には、ＡＤＨＤというよりもＤＡＤの可能性が出てくる。

ＤＡＤは五歳までに始まるが、その後も特徴的な対人パターンはある程度長期にわたって持続する。特定の養育者がかかわることによって回復が図られた場合にも、症状が長引きやすいとされる。

それに対して、誰にも心を閉ざして懐こうとしない抑制型愛着障害は、愛着対象との離別によって生じやすいものであり、特定の養育者がきちんとかかわることによって、多くのケースでは比較的速やかに回復する。ただ、その後の養育環境に恵まれないと、脱抑制型愛着障害を呈したり、不安定な愛着パターンが残る場合もある。

診断基準の矛盾と混乱

脱抑制型愛着障害（ＤＡＤ）は、衝動的で、落ち着きがないとか、気が散りやすいといった傾向を伴いやすく、ＡＤＨＤと見分けが難しい場合がある。その混乱をさらに助長しているのが、診断基準そのものの混乱である。

ＤＳＭ-５では、ＤＡＤ（ＤＳＥＤ）を、「心的外傷およびストレス因関連障害群」に分類し、「神経発達障害群」に分類されるＡＤＨＤとは異なる要因によることを明確にしたにもかかわらず、ＤＡＤであってもＡＤＨＤとの診断をすることができるのだ。その根拠として診断基準に述べられているのは、ＤＡＤだけでは不注意や多動は起きないという説明だ。しかし、ＤＡＤに高い割合で不注意や多動が伴うことは、現場でそうした子どもたちに接する医療従事者には周知の事実であるだけでなく、愛着障害ではオキシトシンの働きが低下するという生理的メカニズムから考えても、多動・不注意を伴うことは、至極当然なことなのだ。

虐待や養育上の問題により養子となった人では、ＤＡＤに該当する割合は半数にも上るとされるが、近年の研究では、表だった虐待や養育者の交代といった特別なリスク要因が認められない一般家庭の子どもの六％が、症状の上ではＤＡＤの診断基準を満たしたという研究結果も報告されている(77)。

六％と言えば、ＡＤＨＤの有病率に匹敵する数字だ。実際、この研究で、同じ集団にＡ

ＤＨＤを認めた頻度は二％であった。つまりＡＤＨＤ以上に身近なものとも言える。ＤＡＤがＡＤＨＤと診断されたならば、かなりの水増しが起きることになる。

親の離婚や虐待が頻繁に起きている今日、ＡＤＨＤとされているケースにＤＡＤがひそんでいる例はかなりあると思われる。

メカニズム3　愛着障害が時間を経て疑似ＡＤＨＤを生じさせる

③の愛着障害が疑似ＡＤＨＤを生じさせる場合には、愛着障害そのものがＡＤＨＤと紛らわしい場合（メカニズム2）とは別に、虐待などにより愛着がダメージを負って何年も経ってから、その影響が疑似ＡＤＨＤの症状として現れ、強まってくるというプロセスがある。つまり、遅発性のメカニズムが存在するのである。
そのことを裏付ける研究結果も報告されるようになっている。イギリスのセント・ジョージ大学やスウェーデンのカロリンスカ研究所による研究で、一歳または八歳の時点で無秩序型愛着を示した子どもが六〜十年後にＡＤＨＤの症状を示しやすかったことは先に紹介したが、海外から養子としてフィンランドにやってきた子どもたちのその後を追跡する長期研究でも[78]、愛着障害やＤＡＤを認めたケースでは、その後、ＡＤＨＤの症状や情緒・行動の問題を生じやすいことが示された。

これらの研究からは、愛着の問題がまず生じ、その後、疑似ＡＤＨＤを含む情緒・行動障害を生じやすいというプロセスが見えてくる。

カロリンスカ研究所からは、二〇一七年にも新たな研究結果が報告された。それによると、八歳時に無秩序型愛着を示した子どもが十八歳になったとき、ワーキングメモリーの低下など、認知機能障害は軽度であったのに比して、不注意、多動・衝動性といった行動面の障害が目立った。

この結果は、成人ADHDにみられる傾向とも一致するものだが、遅発性のADHDの少なくとも一部に愛着障害が関与していることを、改めて示したと言えるだろう。

貧困といった社会経済的な要因がADHDのリスクを著しく高めるという事実について、そのメカニズムを解明するため、イギリスの研究チームは、一万九〇〇〇人余りの児童を対象にした大規模なコホート研究のデータを分析した。その結果、社会経済的要因が「ADHD」の発症リスクを高めるメカニズムとして浮上したのは、愛着や親子関係を介した経路だった。[79] ここで「ADHD」とされているものは、遺伝性の高い神経発達障害である本来のADHDなのか。それとも、擬似ADHDだと考えるべきなのか。両者が混じっているというのが、もっとも可能性の高い答えだろう。

この研究結果は、社会経済的に恵まれない場合でも、親との安定した愛着により、ADHDなどの行動上の問題のリスクを防ぐことができるという可能性を教えてくれている。

母親の愛着スタイルと子どものADHD

このことを検証したのが、ドイツのケルン大学の研究だ。研究者たちは、調査に協力してくれる母親と子どもを三つのグループに分けた。一つは子どもがADHDで治療を受けているグループ、二番目は子どもにADHDの症状が認められるが治療を受けるほどではないグループ、三番目は子どもにADHDの症状が認められないグループである。子どもの症状が強いグループほど、母親が不安定型や未解決型（愛着の深い傷を引きずる、最も不安定なタイプの愛着スタイルで、子どもの無秩序型に相当する）の愛着スタイルを抱える割合が高かった。(80)

ケルン大学の研究者たちが、母親自身の親との関係について話してもらうという方法で愛着スタイルを調べたところ、母親が自身の親に対して未解決な傷を引きずることと、自身の子どもがADHDの症状を呈することが結びついていた。不安定な愛着を抱えた母親は、子どもとの愛着も不安定になりやすく、子どもにも否定的な反応をしてしまいやすい。その結果、子どもの行動上の問題にもつながってしまうと考えられる。忘れてならないのは、母親の愛着スタイルは、母親の責任と言うよりも、さらにその親の養育に由来する部分が大きいということだ。

こうして見ていくと、母親と祖父母との不安定な関係⇒母親の不安定な愛着スタイル⇒子どもの無秩序型愛着⇒ADHDのリスク増大という一つの経路が浮かび上がってくるのである。それは、擬似ADHDも含めたADHDの予防や改善のためにどういう介入が必要かについて、重要なヒントを与えてくれるだろう。

メカニズム4　養育要因以外の環境要因が関与する

④のうち、特に関与が大きいのが、子どもの脳に加えられる情報環境の影響やそれに伴う睡眠の問題である。

ブリティッシュ・コロンビア大学のタニア・ウイリアムスは、電波障害のためテレビが映らなかった村にケーブルテレビが引かれる前と引かれてからの二年間で、村民たちの状態や能力を比較した。顕著な変化が認められたのは、大人よりも子どもであった。テレビが来る前には、読解力や創造的な能力において全国平均を大きく上回っていたが、一年後には全国平均と変わらないレベルに低下したのである。もっと著しい変化が見られたのは行動面であった。攻撃的な言葉遣いが目立つようになっただけでなく、ケンカや暴力も増え、身体的な暴力は二・六倍になったという。

さらにアメリカで行われたコホート研究[81]では、八七五名を対象に、一九七七年から二十二年間、八歳児が三十歳になるまで追った。すると、八歳の時点で長時間テレビを見ていた人ほど、三十歳の時点で攻撃性や犯罪歴、子どもへの身体的虐待など、問題を抱えやすくなっていた。

こうした影響は、テレビに他の活動の時間を奪われることや行動の模倣・学習による面もあるかもしれないが、テレビを多く見る子どもたちは、親が忙しく、愛着の面でも不安定な要素を抱えていたのかもしれない。第六章の冒頭で紹介した少年の場合で考えても、前者のせいとばかり言えないのは明らかだ。

加えて、近年、ごく幼い時期に長時間画面を見ると、中枢神経系の発達に直接影響し、行動抑制や注意力の問題が起きる可能性も示唆されている。

日本にある社会技術研究開発センターの推進プロジェクトとして行われた研究[82]によると、一歳半の時点でテレビを見る時間が長い幼児では、二歳半の時点で不注意や多動が強まる一方で、向社会性（他の子と仲良く遊んだり、困っている人を助けたりする傾向）が低下を示した。興味深いのは、二歳半の時点での不注意や多動、向社会性が、その時点でどれだけテレビを見ているかよりも、一歳半の時点でどれだけテレビを見ていたかに左右されるということである。神経発達の活発な幼い頃ほど、影響が大きいと推測される。

この研究によると、一日四時間以上テレビを見る一歳半の幼児は二九・四％にも上り、二歳半の二四・五％よりも高くなっていた。一歳半の頃は、親が手を離せないとき、危険を避けるために歩行器やラックに体を固定して、テレビにお守りを頼るということも日常風景に近いかもしれない。

もう少し年齢が上がれば、ゲームやスマホなどに熱中する子どもが多くなる。だが、テレビと同様に、長時間の使用が高じると、注意力や行動抑制、向社会性などに影響することが明らかとなっている[83]。

テレビ、ゲーム機、スマホといった媒体の違い以上に、トータルで画面を見る時間が、子どもの時点だけでなく、将来大人になったときの注意力の問題につながるという研究結果も示されている[84]。

画面を見る時間が増えることで子どもの神経系の発達が影響を受けるだけでなく、言葉かけやアイコンタクト、スキンシップが減ることで愛着の形成にも影響する。愛情や関心不足の子が、情報メディアの刺激で自分を紛らわすことを覚え、長時間使用するようになると、神経系への影響がさらに強まることになる。

その影響は渾然一体となって、発達や愛着に影響していくことになる。幼児であれば、わずか一年でもその影響がある。成長しても、長期間にわたって依存が続けば、さまざまな悪影響が出てしまう。たとえば、ゲームへの依存期間が長い人ほど、衝動性のコントロールにかかわる前頭前野の領域が縮んでいると報告されている(85)。それは、ＡＤＨＤと紛らわしい状態を生じる要因ともなるだろう。

食品添加物など化学物質の影響は

それ以外にも、リスク要因となることが指摘されている問題は複数存在する。

たとえば、かつて水道管やガソリン、塗料などには鉛が広く使われていたが、鉛の神経毒性によって発達への影響が生じるのではないかという危惧は一九七〇年代から囁かれ続けてきた。七〇年代には鉛の使用に対する制限が始まり、先進国における鉛への暴露は大幅に減ってはいるが、その影響は今もって定かではない。

今日も根強く危惧されているのが、食品添加物の影響である。合成着色料や合成香料、合成保存料の危険性も、鉛と同じく七〇年代には指摘され始め、アレルギー専門医だったベンジャミン・F・ファインゴールドは、添加物を除去した食事療法により、多数の改善例を生んだとされる。

ファインゴールドの食事療法は批判と攻撃の的となり、比較対照試験により効果がないという結論が下されたのだが、そう結論づけた論文にも疑惑がかけられている。論文の著者たちが利害関係者から資金提供を受けたり、都合の悪いケース（つまり添加物の除去で改善が見られたケース）を対象から除外したりといった問題点が指摘されているのだ。[86] 一方で、我が子の状態が改善したという何千人もの保護者たちの声があり、今日も一部では忠実に実践されている。

二〇〇四年には、この問題に決着をつけるべく、イギリスの研究チームが大規模な実証研究を行った。方法はこうだ。一八七三名の三歳児について、多動とアトピーがあるかをチェックした上で、その有無により四つのグループに分けた。子どもたちは合成着色料と保存料を除去した食品だけを一週間摂った後、無作為に次の二つのグループに分けられた。一つは合成着色料または合成保存料を添加した飲み物を飲むグループで、もう一つはそっくりに似せた飲み物（合成着色料や保存料は含まれないプラセボ）を飲むグループである。そして、その後の子どもの状態を検査者と親の両方で評価した。

二重盲検法と呼ばれるもっとも厳密な方法に則って行われ、子ども本人も親も、検査をする人も、その子が添加物入りの飲み物を飲んでいるのか、それともそれに似せたものを飲んでいるのかはわからないようになっていた。

結果は、驚くべきものであった。食品添加物を抜いた一週間の間に、子どもたちの多動傾向は統計学的に有意な低下を示し、反対に食品添加物を加えた飲み物を飲み始めると、保護者の判定でプラセボと比較し統計学的に有意な悪化が認められたのである。

このような明白な結果を受けて、イギリスの食品標準規格局やEUのヨーロッパ食品安全局は、二〇〇八年にガイドラインの改定を行い、六種類の合成着色料を含む食品や飲料水には、「子どもの活動や注意力に有害な効果を及ぼす影響がある」[87]と表示することを義務付けた。アメリカはこの結果を無視しているが、食品添加物とADHDや自閉スペクトラム症（ASD）の関係を裏付ける研究は次々と発表されており、もはや無視することは難しい状況になってきている。

二〇一六年には、台湾のグループが合成甘味料を添加した飲料水の消費量と児童のADHDの傾向を調べたところ、合成甘味料入りの清涼飲料水を飲む子どもは、摂らない子どもに比べて、ADHD症状の発症リスクが三・七倍にもなっていた[88]。

また、合成着色料などを除いた食事の効果を検証したアメリカの研究[89]によると、およそ三分の一のケースで顕著な改善効果（ADHD症状の程度が四割以上改善）を認めたという。

ただ、専門の医師でさえ、こうした方法が有効な場合があることをほとんど知らないか、知っていても懐疑的なことが少なくない。

リスクは食品添加物だけにあるのではない。たとえば、妊娠中に摂取したアルコールやニコチン、医薬品などの化学物質が胎児に影響することが報告されている。成人のADH

Dでは、安定剤などの薬物やアルコールの摂取が要因の一つとなる。

エピジェネティクス理論と環境要因の見直し

ここで本書の最も基本的な問いかけに戻ろう。遺伝要因の強いとされる発達障害、中でもADHDが短期間で大幅に増加するという事態を、どう理解したらいいのだろうか。

マイケル・ラターらが、ルーマニア孤児の追跡研究を通じて、遺伝要因が強いとされるASDやADHDの症状の発現が養育要因に大きく影響を受けることを示して以降、同じ結果を示す研究結果が次々と報告されるようになった。

そうした中、浮上してきたのが、「エピジェネティクス理論」である。遺伝子の発現が環境要因やほかの遺伝子との関係で調節を受けるという仮説で、同じ遺伝子をもっていても、そのスイッチが入らなければ発現しないこともあるし、逆に環境要因によって発症が促進される場合もある。つまり、ADHDは遺伝要因の強い神経発達障害であることに変わりはないものの、養育要因などの環境要因が遺伝子と相互作用することによって発症の引き金を引くという考え方だ。実際、そうした仕組みがあることは、さまざまな遺伝子について報告され、ADHDに関与する遺伝子についても、環境要因によって発現の仕方が変わることが徐々に解明されつつある。

たとえば二〇一五年に発表された研究によると、ADHDのリスク遺伝子としても知られているドーパミンD4受容体の遺伝子多型をもっている場合、一歳二ヶ月の時点で母親が子どもの気持ちを汲み取る感受性が乏しいと、行動上の問題が一歳半という早い時期から現れやすい[90]。リスク遺伝子をもっていても、母親の感受性が豊かだと、発症しない割合が多くなる。

ただ、リスク遺伝子をもたない場合でも、四歳の時点で母親の感受性が乏しく子どもへの共感に欠けると、五歳の時点で行動上の問題を認めやすくなるとの結果も、同時に報告されている。つまりリスク遺伝子の存在は環境要因との相互作用により行動上の問題の出現を早めるが、それ以上に、母親の感受性が発症リスクを左右したのだ。

虐待やネグレクトのような感受性の乏しい過酷な環境は、愛着を支える仕組みであるオキシトシン受容体のＤＮＡに「メチル化」という異変を引き起こす。メチル化は、エピジェネティックな制御の一つで、遺伝子の働きを変えてしまうのだ。さきほどのドーパミンＤ４受容体の遺伝子も、このメチル化が起きるとうまく働かなくなり、不注意などの症状が強まりやすくなる[91]。

つまり、母親の感受性の問題が愛着を不安定なものにし、不安定な愛着が行動上の問題を深刻化させ、ＡＤＨＤの発症を促すという可能性が浮かび上がるのだ。ＡＤＨＤの子どもでは血漿中のオキシトシン濃度が低下していることが知られているが、行動上の問題が重度なケースでは、オキシトシン濃度の低下がさらに顕著であることも報告されている[92]。オキシトシンがうまく働かないことが、行動上の問題の悪化にかかわっているならば、その可能性は現実味を帯びることになる。

メチル化によりオキシトシン受容体がうまく働かないと、オキシトシン濃度が低下しやすいこともわかってきた[93]。その結果、愛着が不安定になるだけでなく、共感性が乏しく、攻撃的な行動の問題や、ＡＤＨＤやＡＳＤに似た症状が生じるというメカニズムも見えてきている。

実際、最新の研究で、回避型愛着スタイルの人に愛着の仕組みを担うオキシトシン受容体遺伝子のメチル化が見つかり、それによって愛着の機能低下が生じている可能性が示されている[94]。幼い頃の境遇が遺伝子の働きさえも変えてしまい、その人の人格や対人関係、さらにはその人の配偶者や子どもとの関係に持続的な影響を及ぼしてしまうことが、分子レベルで明らかとなりつつあるのだ。

そのメカニズムは解明途上だが、環境要因が遺伝子自体を、あるいはその発現の仕方を変えるとすれば、養育態度といった環境要因によってＡＤＨＤの発症が促進されたり抑制されることも説明がつくだろう。

膨らむ根本的な疑問

だが、こうなってくると、一つ疑問が頭をもたげてくる。遺伝要因の強い神経発達障害を「本来のＡＤＨＤ」として、養育要因など環境要因の影響により症状を呈した状態を「擬似ＡＤＨＤ」として区別してきたが、そもそも両者の違いは何なのかということだ。

ＡＤＨＤが遺伝要因だけでは発症せず、環境要因が遺伝子を制御するエピジェネティックなメカニズムによって引き起こされるのであれば、本来のＡＤＨＤと疑似ＡＤＨＤの違いは、遺伝要因と環境要因のかかわる程度やかかわる遺伝子の違いによるということになるのか。

ＡＤＨＤの診断基準に該当する症状は、ドーパミンＤ４受容体遺伝子多型のような比較的影響の強いリスク遺伝子を有するタイプと、リスク遺伝子の関与は小さいが愛着に関係したオキシトシン受容体遺伝子にメチル化を生じるといったメカニズムで発症するというタイプに分けられるかもしれない。発症にかかるまでの時間の差は、もっている遺伝子のリスクや不利な環境要因の程度に左右されるのだろう。だが、どちらのタイプであれ愛着障害を伴っている場合には、両者の区別はいっそう困難になる。

ＡＤＨＤと診断されている児童のうち、遺伝要因の強い神経発達障害とされる本来の発達障害は、先に見たように二割以下でしかない。むしろ多くに不安定な愛着など養育要因が関係している。遺伝子レベルの関与が比較的裏付けられた持続型（児童期のみならず青年期にも症状が続くタイプ）の有病率は約四％とされる。それに対して、ＡＤＨＤの診断に該当する児童の割合は、その二倍以上である。となると、児童のＡＤＨＤの半分以上は、むしろ養育要因など環境要因が強いタイプだと考えるべきだろう。

そう考えていくと、ＡＤＨＤは遺伝要因の強い神経発達障害だという定義と現状との不調和が改めて浮き彫りになる。その定義のほとんど唯一の根拠は双生児研究によって求められた高い遺伝率であることはすでに述べた。遺伝要因の関与は七六％であるのに対して、養育要因（共通環境要因）の関与は、なんとゼロとされてきたのだ。

そのギャップを埋めるために浮上したのが、環境要因がエピジェネティックな制御を介して遺伝子の発現を左右しているという説明である。その点に異論はないのだが、エピジェネティックに作用している環境要因は遺伝子の変化を伴っているから遺伝要因だなどと、詭弁を弄されないように用心しておく必要はあるだろう。

たとえば、ニコチンが肺がんを引き起こすのもエピジェネティックなメカニズムがかかわっているとの研究結果がある。[95] ニコチンが遺伝子に作用することによって、発がんを抑制する遺伝子のスイッチを切ったり逆に促進する遺伝子のスイッチを入れたりする。ニコチンは環境要因だが、ニコチンが遺伝子のスイッチを入れる場合は遺伝要因だという論法がまかり通るのならば、そもそも環境要因とは何なのかということになろう。環境要因がある疾患を引き起こすという場合、遺伝子と環境の相互作用が起きているというのが真相ではないのか。

ＡＤＨＤに話を戻そう。百歩譲って、エピジェネティックなメカニズムによる影響を、すべて環境要因ではなく遺伝要因に含めるとしても、児童期限局型の場合、遺伝子によって説明できる割合はわずか二％にも満たない。残りの大きな隔たりを、どう埋めるというのだろうか。

そもそも、ＡＤＨＤの中でも、脳炎後遺症のような本来の（生物学的要因の強い）神経発達障害と呼ぶべき状態を引き起こすリスク要因として、妊娠中のアルコールやニコチン、薬物摂取、分娩時のトラブル、出生時の低体重などが知られている。言うまでもなく、これらは遺伝要因よりもお腹の中にいる時や出産時、幼い頃の頭部外傷、乳幼児期の外的要因、すなわち環境要因によるところが大きい。

幼い頃の頭部外傷について言えば、もともとＡＤＨＤの症状がなくても、頭部外傷で入院をした子ども（事故当時三〜七歳）の約四分の一に、五年から十年後の時点でＡＤＨＤ（厳密には二次的に生じた擬似ＡＤＨＤ）の症状が認められ、また、機能不全家庭の子どもでは、頭部外傷による擬似ＡＤＨＤのリスクが高いことが報告されている。[96] この事実も、悲劇の本当の犯人が、遺伝要因というよりも、不利な環境要因であることを示している。

定義と実態とのこうしたズレは、親がＡＤＨＤや疑似ＡＤＨＤの場合、妊娠中の飲酒や喫煙のリスクが上がったり、子どもの世話が行き届かなくなったりしやすいことを考えると、かなり説明できるだろう。症状だけを見て、親がＡＤＨＤの場合、子どももそうなりやすいという事実で判定すると、遺伝要因が強いという結論になってしまうが、お腹の中にいるときから、子どもにとって母親の特性がそのまま環境になることを考えると、実際には環境要因を介しているのである。

高い遺伝率の呪縛を解く

ある前提によって致命的な矛盾が生じるとき、その前提自体を疑うというのが論理的な考え方である。しかし、ＡＤＨＤは遺伝要因の強い神経発達障害という定説があまりにも強固なため、苦肉のつじつま合わせが行われてきたとも言える。だが、ここにきて矛盾はもはや限界に達しているように思える。

そうした中、一部の専門家の間で囁かれているのは、第三章などでもたびたび触れたように、そもそも双生児研究はＡＤＨＤの遺伝要因や養育要因を適正に算定できているのかという疑問である。

実は、双生児研究に対する疑念は、他の疾患や特性などについても噴出してきており、一卵性双生児では二卵性双生児よりも環境が共有されやすく、遺伝要因として算出された数値には、共有された環境の影響が含まれているのではという声が広がりつつある。双生児研究がもつ方法的限界により、ＡＤＨＤの養育要因が遺伝要因と分離されず、遺伝要因として算出されているのだとしたら、遺伝要因の関与はもっと小さく、養育要因の関与はもっと大きいということになる。

そうなれば、話はすっかり変わってくる。ＡＤＨＤは遺伝性の強い神経発達障害だとする最大の根拠は、高い遺伝率にあった。その前提が崩れると、長年信じられてきた神経発達障害という概念さえも、大きな修正が必要になるだろう。遺伝要因に劣らず養育環境などの環境要因の影響を受ける障害として、実情をより正確に反映した新たな概念が誕生することになるかもしれない。

こうした混乱が生じたのも、とりわけＡＤＨＤにおいては遺伝要因と養育要因が分かちがたく結びつきやすいからだ。

たとえば、前述したように卵子提供を受けて妊娠出産を行ったケースや出産直後に養子となったケースで、生まれた子どもが実母と養母のどちらのＡＤＨＤ症状を受け継ぎやすいかを調べるという研究が行われた。結果は、実母のＡＤＨＤ症状とはまったく相関を認めなかったのに対して、養母のＡＤＨＤ症状とは有意な相関を認めるというものだった。少なくとも母親からの遺伝要因よりも養育要因の方が、ＡＤＨＤ症状の発症に強く関係していたのである。

では、実母からの影響はまったくなかったのか。そんなことはない。遺伝的な影響は確かに存在した。実母にＡＤＨＤ症状が認められる場合、子どもは活発で、衝動的な傾向を認めたのだ。だが、そうした特性をもっているだけでＡＤＨＤ症状を呈するわけではなかった。子どもがＡＤＨＤ症状を示すかどうかを決めるのは、そうした子どもに対して母親が敵意を抱くかどうかであった。養母にＡＤＨＤ症状がある場合、自分と同じ特性をもつ子どもに対して敵意を抱きやすかったのである。

これらの研究結果は、なぜこれまで遺伝要因と養育要因の関与を正確に知ることが難しかったのかを教えてくれる。遺伝要因（衝動的な特性）がそのまま環境要因（不適切な養育）となるだけでなく、両者の間には強い相互作用が働いていたのだ。

環境要因が遺伝要因に加わったときには「ＡＤＨＤ」発症のスイッチを押してしまうという仕組みをもつだけでなく、遺伝要因が環境要因にも影響し、自らに過酷な環境を引き寄せてしまうのだ。そうした二重の相互作用により、環境要因が遺伝要因を増強する結果になり、その効果も含めて遺伝要因として計算されてしまっていたのだと考えられる。そうした理解に立つと、通常の双生児研究では養育要因がうまく検出されない理由もよくわかる。

子どもに対する敵意とは、非共感的養育態度や心理的虐待だとも言える。それがときには、身体的虐待にエスカレートすることもあるだろう。虐待や不安定な愛着が、それから何年か後のADHD症状につながりうるという複数の研究結果も、同じことを示しているのに違いない。切ないことだが、この事実は、疑似ADHDも含めたADHDの予防を考える上でも重要な手がかりを与えてくれるだろう。

第八章　苦しみの真の原因は

わきあがる疑問

ＡＤＨＤと診断され、薬を処方されているのに、症状は一向に改善しない。効果があったのは一時期だけで、その後はむしろ悪化しているような気がする——クリニックを訪れる人たちの訴える苦しみが、私を「真の原因」の解明に向かわせてきた。

臨床での違和感をたよりに、現状をつぶさに調べていくと、発達障害の中でもとりわけＡＤＨＤについて続いていたバブルともいうべき状況が、「大人のＡＤＨＤ」という破れ目から破裂し始めていることがわかってきた。

ＡＤＨＤが現在定義されているように遺伝性の高い神経発達障害なら、わずか十年で大幅に増えるということはありえない。ＡＤＨＤと診断されている症状は、本当にそうなのか。そもそもＡＤＨＤとは何なのか。意外に短いその歴史をたどるうちに浮かび上がってきたのは、医学的な概念が、ビジネスや医学界の勢力争いに翻弄されてきたという実態だった。

では、苦しみを訴える人たちの症状をどう考えればいいのだろうか。そもそもＡＤＨＤに特異的なバイオマーカー（その疾患を診断する決め手となる症状や検査所見）は存在しない。そのため、訴えられる症状だけに基づいた診断基準は主観が混じりやすく、過剰診断と過剰投薬の温床になっている。

そもそも診断や薬物療法の前提となってきたのは「ＡＤＨＤ＝神経発達障害」という定義だが、それが最大の根拠としてきた遺伝要因の大きさにも重大な疑義が生じている。逆に、双生児研究では関与ゼロとされてきた養育要因が、最も重要な環境要因として発症の鍵を握っていることが裏付けられてきている。リスク遺伝子があっても、養育環境に恵まれれば発症しない場合もあるし、リスク遺伝子が見当たらない場合でも、養育環境がＡＤＨＤの診断基準に該当する症状を生み出してしまうこともある。

結局、ＡＤＨＤとして知られる状態は、遺伝要因だけで決まるものなどではなく、環境に非常に敏感で、中でも養育環境に大きく左右されるのが、むしろその特徴のようだ。それゆえに、環境次第で罹患者が倍増したりするということもたやすく起きると考えられる。

ここで、考察をもう一歩先へと進めたい。なぜ、ＡＤＨＤの顕著な増加という事態が世界的規模で起きているのだろうか。そうした現象は、ＡＤＨＤに限って起きていることなのだろうか。その根底で進行している異変とは何なのか。

精神障害がすべて増加しているのではない

ＡＤＨＤから少しズームアウトして、視野を広げて見てみよう。

近年、精神医療の世界では〝主役〟が交代しつつある。患者数においても、回復の困難さにおいても、治療の中心を占めていた統合失調症を代表とする精神病に代わって、これまで比較的稀で、脇役的な存在とされてきた問題が増加するとともに、対処も治療も難しい課題として中央に立ちふさがるようになっているのだ。具体的には、比較的軽症のうつや不安障害が急増するとともに、心身症などのストレス性疾患、依存症、境界性パーソナリティ障害（自傷や自殺企図などを繰り返す情緒不安定な状態）や摂食障害、解離性障害、それに発達障害といった病気との境界線上にあるような障害が、むしろ身近で、かつ治療の難しい問題として、多くの人を悩ませるようになっている。

厚生労働省が三年ごとに実施している「患者調査」というものがある。平成八年から平成二六年までの十八年間でみると、精神疾患の患者数全体では一八九万人から三二一万人に一・七倍近く増加している。しかし、統合失調症の患者数はほぼ横ばいだ。それに対して増加が目立つのは、うつ病をはじめとする「気分障害」群（約二・五倍）、「神経症性障害、ストレス関連障害及び身体表現性障害」群（約一・五倍）、ＡＤＨＤや自閉スペクトラ

精神疾患患者数の推移（厚生労働省「患者調査」より）　（単位：千人）

	平成8	平成11	平成14	平成17	平成20	平成23	平成26
血管性及び詳細不明の認知症	91	121	138	145	143	146	144
アルコール使用<飲酒>による精神及び行動の障害	55	44	49	51	50	43	60
その他の精神作用物質使用による精神及び行動の障害	6	6	7	9	16	35	27
統合失調症、統合失調症型障害及び妄想性障害	721	666	734	757	795	713	773
気分[感情]障害（躁うつ病を含む）	433	441	711	924	1041	958	1116
神経症性障害、ストレス関連障害及び身体表現性障害	466	424	500	585	589	571	724
知的障害<精神遅滞>	42	41	40	68	41	44	37
その他の精神及び行動の障害	78	84	103	124	164	176	335

ム症などが含まれる「その他の精神及び行動の障害」（約四・三倍）である。「その他の精神及び行動の障害」には、子どもの情緒障害や成人のパーソナリティ障害も含まれる。

発達障害が増えているという説明は、大雑把すぎて的を射ていない。なぜなら、知的障害や学習障害は、横ばいだからだ。また、社会のストレスや変容が原因だという指摘も、問題の本質をついていない。なぜなら、十九世紀に西欧では都市化や工業化が進むとともに、爆発的な統合失調症の増加が起きた。日本でも大正から昭和にかけてそうした時期があった。だが、この数十年、統合失調症は横ばいである。単に社会のストレスや変容というだけでは説明できない。

根底で起きていること

では何が起きているのだろうか。筆者のた

どり着いた仮説は、愛着の不安定化と、それに関連した症候群が増加しているのではないのかというものだ。

これまでの研究で、不安定な愛着と統計学的に有意な関連が報告されている精神疾患や行動障害としては次のようなものが挙げられる。

- うつ病、気分変調症（持続性うつ病）、若年の双極性障害
- 不安障害
- 境界性パーソナリティ障害、摂食障害、解離性障害
- 薬物依存症、インターネット依存症、ギャンブル依存症
- 擬似ADHD、擬似ASD、破壊性行動障害など

不安定な愛着を抱えた人ほど、これらの発症リスクの増大が認められる。同時に、これらは、この数十年増加が目立つものばかりでもある。

一方、あまり増加が見られない統合失調症や知的障害、学習障害では、不安定な愛着との統計学的に有意な関連を報告した研究は見当たらない[97]。

精神疾患や行動障害の急増の根底には、不安定な愛着に起因する障害の増加があるのだと考えると、納得できる。

また、疾患や障害ではないが、現代社会の問題の中で、不安定な愛着と有意な関連が報告されている問題としては、虐待、いじめ、DV、ハラスメント、離婚、非婚、セックスレスなどが挙げられる。いずれも、現代社会で急増している問題であるとともに、現代人

を苦しめる大きなストレスの要因ともなっている。

こうした状況を踏まえ、筆者は、不安定な愛着を抱えた人が増えた結果、愛着に関連した精神疾患とともに、虐待やいじめ、ＤＶ、離婚などが増え、そのことがさらに愛着の不安定化を招く「愛着崩壊」に陥っていることを指摘してきた(98)。愛着の不安定化がさらなる愛着の不安定化をもたらすという悪循環が進行していると考えられるのだ。

症状が多様なのも、愛着関連障害の特徴

不安定な愛着によって発症リスクが高まる一連の障害を「愛着関連障害」と呼ぶ。

愛着関連障害の第一の特徴は、症状が多様なことである。医学的な診断基準にあてはめると、うつなどの気分障害、不安障害、摂食障害、依存症、パーソナリティ障害、解離性障害、ＡＤＨＤなどの中から、いくつも診断がつくことが多い。

しかし、さまざまな症状が出て、いくつも病名が並んでしまう場合も、根本にある問題を愛着障害として捉えると、表面の症状に惑わされることなく、本質的な病理を理解し、適切な対処をすることができる。

第二の特徴は、年齢や時期によって症状が移り変わりやすいことだ。

子どもの頃はＡＤＨＤとされていたのが、少し大きくなると、うつや気分障害が目立つようになったり、境界性や回避性などのパーソナリティ障害と診断されることもある。不安障害や依存症、摂食障害、慢性疼痛などの身体的な不調が前面に出てくることもある。

こうした症状はこれまで、発達障害の二次障害だとして理解するのが通例だったが、発達障害に固有の症状とは言えない。他方、愛着障害がベースにある場合には、症状の多様性や変遷が認められるのが普通だ。

愛着システムは、生存や心身の健康を守る根幹となる仕組みである。対人関係や社会性の基盤となり、親子や夫婦の絆を支え、ストレスや不安、さまざまな脅威から身を守るとともに、子どもの発達や成長の土台ともなっている。その仕組みがうまく機能しないとき、その年齢や状況によって、さまざまな症状が現われることになると考えられるのだ。また、それが損なわれるとき、とても深刻な困難を抱えてしまう。たとえば、愛着に最も大きなダメージを与える出来事の一つである離婚は、その後のうつやアルコール依存症のリスクを高め、男性では十年、女性では五年寿命を縮めてしまうという統計データもある。

第三の特徴は、状態の軽重が愛着関係（親など愛着対象との関係）に左右されやすいことだ。愛着関係が不安定になるとどんどん悪化するが、そこが改善すると、嘘のように症状が治まることも珍しくない。

非行や自傷、虚言といった子どもの問題ではそうした傾向が顕著だが、大人であっても同じである。最近では、愛着障害に起因する心身症に注目が集まっている。摂食障害や境界性パーソナリティ障害は医学的治療が非常に困難な障害の代表だが、愛着関係が安定化すると、劇的に改善する場合がある。

愛着関連障害を、通常の医学モデルに基づくカテゴリー診断で捉えようとしても、多数の病名が並び、薬の数が増えるだけだ。愛着モデルに基づいて愛着関連障害として捉えることによって初めて、本質的な理解が得られるとともに、有効な改善の手立てが見えてくるのである。(99)

多動児・情緒障害児の出現と社会変動

では、いかなる環境要因の変化が愛着に危機的状況をもたらし、ＡＤＨＤや擬似ＡＤＨＤを含めた愛着関連障害の急増をもたらしたのだろうか。

ＡＤＨＤ大国アメリカにおける変化を振り返ってみよう。

二十世紀の半ばまでは、今日ＡＤＨＤとして理解されている状態はきわめて稀なものだったか、少なくとも人々の関心を引くことはほとんどなかった。一九三七年に中枢刺激剤が多動や集中力の問題を抱えた子どもに対して、最初に用いられた際に、劇的な効果にもかかわらず人々の耳目をそれほど集めなかったのは、それが脳炎後遺症のような特別なケースに限られていたからである。

だが、一九七〇年代には、多動症を初めとする子どもたちの情緒や行動の障害は大きな社会問題として扱われ始めていた。この二十、三十年間に、いったい何が起きたのだろうか。

親子の愛着にかかわることで、この時期に大きく変化したのは、女性の地位や役割である。まず、アメリカにおける女性の就業率の変化から見ていこう。第二次世界大戦が終わった一九四〇年代後半、六歳から十七歳の子どもをもつ女性で、就業率は約二五％、六歳以

アメリカにおける就業率の推移(男女別)

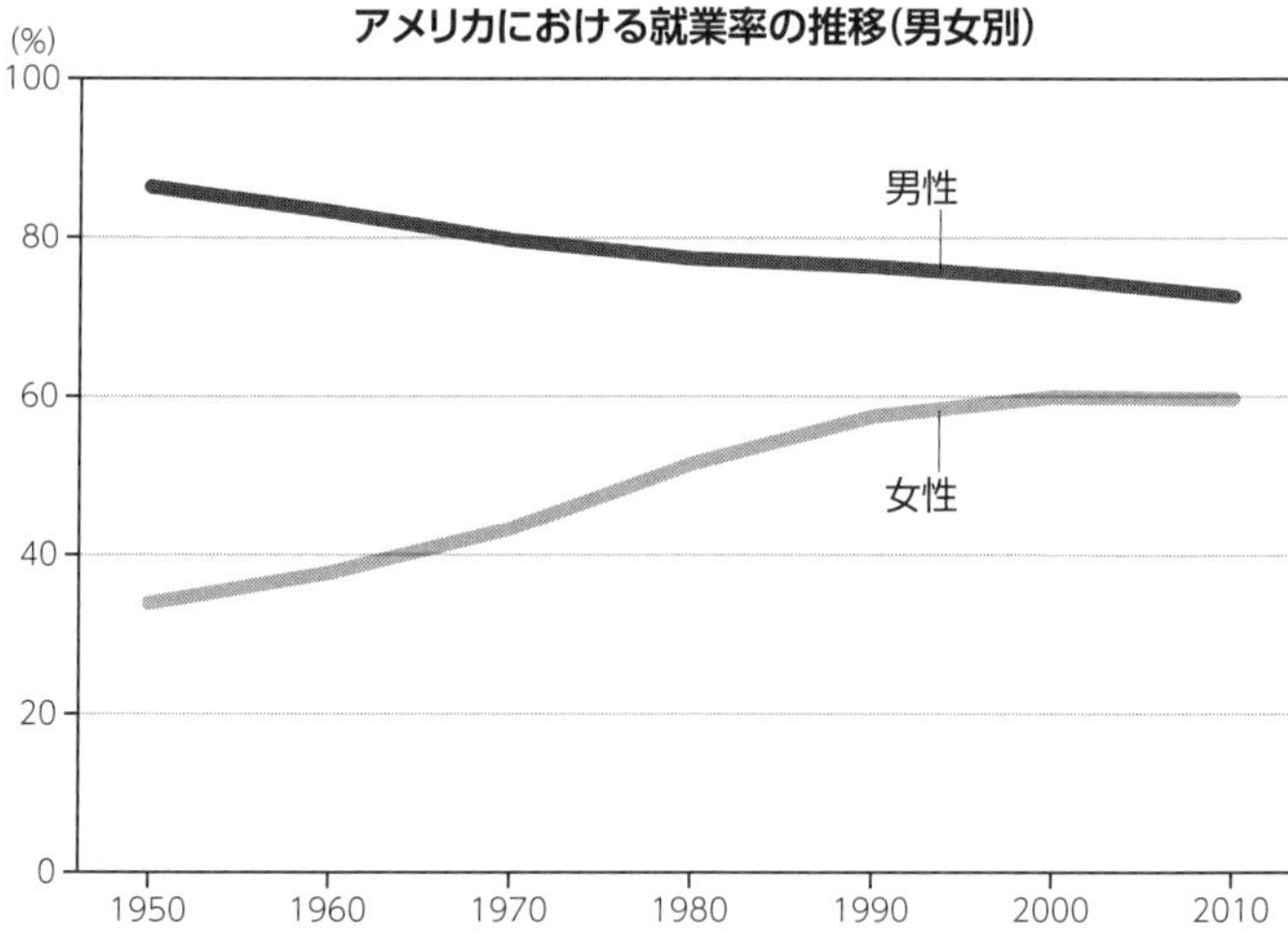

下の子どもをもつ女性では一〇%前後であったが、一九八〇年には、それぞれ約六〇%、四五%にまで大幅に増加した。[100] ことに、子どもが就学する前に働く女性が大きく増えたことになる。

もう一つ、顕著な変化を見せたのが離婚率である。アメリカの離婚率は、一九六〇年代から七〇年代にかけて急増し、一九八〇年以降はほぼ横ばいの状態となっている。[101]

女性の就業率や離婚率が増加し始めるとともに、虐待が社会問題として注目されるようになる。「バタードチャイルド(被虐待児)症候群」という言葉が最初に使われたのが一九六二年のことで、七〇年代までに虐待から子どもを守るための法整備が各州で進められた。

ケネディの大統領就任で幕を開けたアメリカの六〇年代は、公民権運動がもっとも熱気を帯びた時代でもあった。公民権運動に触発される形で、女性解放運動も活発になる。女性の職場進出が進むとともに、女性の賃金差別などの是正を求める動きが強まった。だが、男女同権を強調したため、産後休暇や育児休暇を求める動きにはならなかった。今日でも、先進国の中で有給の産後休暇や育児休暇の制度がほとんどない唯一の国がアメリカである。

また、六〇年代の終わり頃から、生きることに空虚感を覚えた若者が増え、ヒッピーやマリファナに代表されるカウンターカルチャーが全盛となった。

離婚や虐待、空虚感、薬物乱用などは、すべて不安定な愛着に結びつく可能性のある問題だ。女性の解放や社会進出は必然的な過程であったが、それを支える仕組みが伴わなかったため、女性に過大な負担を強いることにもなった。そして、そのしわ寄せを最も受けたのは子どもだった。かかわり不足、虐待、養育者の交代は、愛着障害の主な要因である。情緒や行動に問題を抱えた子どもが六〇年代から七〇年代に急増し、社会問題となり始めたことは決して偶然ではないだろう。

一九八〇年代初めにアメリカ・テキサス州の公的記録を解析した研究[102]によると、社会経済的困難をかかえた家庭では虐待のリスクの増加がみられたが、母親が働きに出て不在になりがちなことは、社会経済的な状況と別に、ネグレクトのリスクを押し上げる要因となっていた。

母子が離れればなれになる時間があまりに長いと、愛着形成の面でもマイナスの影響が生じることが知られている。一九八〇年代にアメリカで行われた別の研究[103]によると、生後一年以内に母親以外の人が世話をした子どもでは、母親との不安定な愛着のリスクが高まるだけでなく、息子の場合には父親との愛着も不安定になりやすかった[104]。

近年アメリカで行われた研究[105]でも、生後七、八ヶ月の時点で週に六十時間以上保育を利用した場合には、一歳から一歳三ヶ月の時点で無秩序型愛着（虐待などに伴いやすい不安定な愛着）を示す傾向が認められたという。

無秩序型愛着の子が、時間を経て、注意力の欠陥など疑似ADHD症状を呈しやすいことはすでに述べた。しかも不幸なことに、母親と不安定な愛着しか育めないと、注意力や行動のコントロールの問題が生じやすいだけでなく、教師に心を開かなかったり反抗的になったりして、問題児扱いされやすくなるのだ[106]。

親のかかわり不足を埋めるようになったのが、テレビなどの情報メディアである。アメリカでテレビ放送が始まったのは一九四一年七月[107]だが、本格的な普及が始まったのは戦後である。一九五〇年にはまだ一二・三％の家庭しかテレビを持っていなかったが、一九五〇年代に急速に普及が進んだ。

また、子どもたちの淋しさを、色とりどりの甘い食べ物が癒やしてくれた。そこにはたっぷりと食品添加物が注がれ、不注意を悪化させる危険のある物質を知らず知らず日常的に摂取し続けることとなった。

そして今や、アメリカは先進国の中で虐待やDVといった問題がもっとも深刻なことで知られている。離婚や家庭崩壊も多く、四割の子どもが未婚の母から生まれ、ひとり親家庭は三割近くに達し、実の親以外の人に育てられている子どもの割合は全児童のおよそ四%、二八〇万人に上るという。

アメリカの児童保護局（Child Protective Services：CPS）の二〇一四年のデータによれば、虐待の疑いで対応を行ったケースは年間三〇〇万人を超え、それは全児童数の四・二%に相当する。日本も虐待が増えたとはいえ、児童相談所がかかわったケースは約一〇万件。人口を考慮しても、一〇倍以上の頻度ということになろう。

敬虔な清教徒たちがその礎を作り、『大草原の小さな家』に描かれたような家族愛に満ちていたはずの国は、今では、見捨てられた子どもたちと傷を癒やせぬまま成長した元・子どもたちで溢れようとしている。

愛着障害の第二世代、第三世代化

アメリカの小児科学会で身体的虐待が「症候群」として初めて報告されたのは一九六二年だが、虐待の存在はその十年以上前から疑われていたようだ。その頃子どもだった人たちは、七〇年代から八〇年代にかけて大人になり、自分の子どもを持ち始める。七〇年代にはネグレクトが、八〇年代には性的虐待が社会問題化し、第二世代の愛着障害が広がり始めた。そして、二〇〇〇年代以降、第二世代の子どもたちが大人になり、夫婦関係の問題や育児に困難を来たし、第三世代の愛着障害が広がり始めている。

日本での状況は、テレビの普及が一九六〇年代、女性の職場進出が七〇年代と、アメリカより十年程度遅れていると言える。中学校に校内暴力の嵐が吹き荒れ、社会問題化したのは七〇年代後半から八〇年代前半、同じ頃、リストカットや薬物乱用などを特徴とする境界性パーソナリティ障害、摂食障害が目立つようになる。九〇年代には、いじめや虐待の問題がクローズアップされ始めた。不可解な少年事件が相次いだ九〇年代末から二〇〇〇年代初めは発達障害が世間でも急速に認知された時期でもあった。一九九〇年からの二十年間で、虐待の認知件数は約四〇倍に増え、ＤＶやいじめの問題も悪化の一途をたどっている。日本でも第二世代、第三世代の愛着障害が蔓延しつつあると言えるだろう。

愛着の問題の大きな特徴は、それが世代間で連鎖し、適切な対処や支援が施されないと、世代を経るごとに問題が深刻化しやすいということだ。

社会全体において、愛着の問題を抱える人の比率が高まると、補い合うことも難しくなる。問題を抱えるのは親だけではない。子どもを預かる保育士や指導する教師も不安定な愛着を抱えれば、子どもに優しさを持って接することができなくなる。かつてなら子どもを優しく見守ってくれた近所のおじさんやおばさんも、子どもに無関心になってしまう。子どもが暮らす環境は、見かけの豊かさとは裏腹に、荒涼とした砂漠と化している。

仕事で忙しい親は、そんな我が子の状況を顧みる余裕もない。問題に気づくのは、もう少し先だ。慌てて医療機関に駆け込むことになるが、そこで待っているのは、症状だけを見た表面的な診断と薬物療法だ。

第九章　回復と予防のために

最終章では、どうやって自分自身や身近な存在を守ればいいのか、そして根本的な対策について考えたい。

できることなら問題が生じる前に予防し、あるいは、まだ小さな問題のうちに対処することが最善だが、すでに症状が現れている場合には、診断や治療を受けることも考えないといけない。まず、診断と治療について気をつけるべき点や、薬物療法以外の治療法を中心に考えてみることにしよう。

1　診断

診断の質と中身を知る

まず、診断についてみていこう。

多動や不注意の問題で診断を受けた場合、その質と中身をよく吟味する必要がある。質問紙による簡単なスクリーニング検査や問診だけでＡＤＨＤと診断し、すぐに薬を処方しようとする場合には、何を根拠に診断が行われたのかについて説明を受けた方が良い。チェックリストで、点数がカットオフポイント（正常と異常を分ける境目の値）を超えていたとか、症状から診断したというだけではあまり当てにならない。

重要なのは、どういう事実に基づいて、発症の時期をいつと認定したのか、だ。十二歳までに発症を裏付ける明確な症状がない場合は、最も拡張された診断基準でさえ、ＡＤＨＤとは診断できないからだ。

他の診断の可能性、たとえば不安障害や気分障害、愛着障害などの可能性を十分検討したかについても、説明を受けた方がいいだろう。

もう一つ重要なことは、注意力、物事を順序だてて進めるプランニング、処理速度、ワーキングメモリーなどを評価する検査の結果について説明してもらうことだ。

注意力の低下の有無を調べるために、通常は三つ程度の検査を行う。トレールメーキングテスト（数字を打った点をつなぐ検査）、ストループテスト（ノイズに邪魔されず、必要な情報のみを取り出す課題）、抹消課題（特定の数字や文字、絵を斜線で消す課題）などだ。ＡＤＨＤの特徴は注意の持続に難があることで、五分程度で終わる短時間の検査では、好成績な場合もある。課題をいくつかやっているうちに次第に成績が悪くなるといったことが、むしろ参考になる。注意の持続より選択的注意が弱いという場合は、自閉スペクトラム症（ＡＳＤ）などの可能性も検討する必要がある。

ＡＤＨＤを見分ける上では、プランニングの課題が有効とも言われている。ＤＮ－ＣＡＳ（情報処理の障害を見つけ出すための専門的検査）では、逐次処理、同時処理、注意、プランニングの各能力を調べることができるため、ＡＤＨＤを裏付けるのに役立つ。

処理速度やワーキングメモリーの評価には、ＷＡＩＳ《ウエイス》（ウエクスラー成人知能検査）やＷＩＳＣ《ウイスク》（ウエクスラー児童知能検査）が行われるのが一般的だ。ただ、それらが低いからと言って、ＡＤＨＤだと診断することはできない。注意力同様、さまざまな原因で低下が起きるからだ。うつ状態や不安障害、依存症、自閉スペクトラム症などの可能性に注意を払う必要があるが、睡眠不足や体調不良でも影響を受けやすいので、検査をした日のコンディションも重要になる。

もう一つ気をつけておいてほしいのは、ＡＤＨＤには学習障害の合併が多いということだ。他の指標に比べ言語理解やワーキングメモリーが低い場合には学習障害の可能性が考えられる。学習障害があるかないかで、サポートの仕方も大きく変わってくる。特に児童がＡＤＨＤと診断された場合には、学習障害の有無を確認する必要がある。

学習障害の正確な診断には、Ｋ－ＡＢＣ－Ⅱ（学習障害に特化した検査）など、専門的な検査が必要だ。学習の問題を生じている場合、ADHDだけによるものなのか、学習障害によるものなのか、両方を合併しているのか、また、全般的な知的レベルが低い境界知能や軽度知的障害を伴っているのかを、しっかり確認する必要がある。その結果を学校にも知らせて、障害や特性の理解に基づいた対応がなされることで、悪循環を好循環に変えていける。

医療機関を選ぶ際に、保護者や関係者がどう対応すべきかについて、ペアレントトレーニングなどの十分な指導を受けられる体制があるかどうかも重要になるだろう。臨床心理士や臨床発達心理士、公認心理師がいて、本人や保護者だけでなく、教師にも助言やサポートができることが望ましい。正直に「うちは薬の治療が中心です」と言ってくれるところも少なくない。目的に応じた使い分けも必要だろう。

成人のケースや遅い発症のケースは十分な検討を

十二歳以降に発症したケースは、発達障害であるという前提自体が崩れてきている。他の問題——たとえば気分障害、不安障害、物質依存、ゲーム依存、パーソナリティ障害、ASD、虐待などによる愛着障害をADHDと診断してしまっている可能性が高い。そうしたケースをADHDとみなして薬物療法を行うと、メリットよりもデメリットを生じることが懸念される。青年や成人の場合、中枢刺激剤は、依存のリスクをぬぐい去ることはできない。そもそも思春期以降に症状が出てきたケースでは、薬物療法の長期的な効果はほとんど期待できないことを考えると、まずは薬物療法以外の対応を十分行い、非中枢刺激剤を試した上で、本当に必要なケースに限って中枢刺激剤を使うべきであろう。

こうした基本的な知識は、的外れな診断や不必要な薬物療法から身を守ることにつながるはずだ。

愛着障害を見分ける

虐待や養育者の交代などに伴う愛着障害によっても、ＡＤＨＤやＡＳＤによく似た症状が生じることがあるため、診断にあたる医師は注意が必要だ。症状だけでは見分けがつかないことも多い。苦しんでいる人の人生に何が起きたのかを知って初めて、愛着障害だったのかと思い知らされることもある。愛着障害を疑うべきポイントとしては、次のようなことが挙げられる。

①　養育上の問題や過酷な体験が存在する

愛着障害を裏付けるには、愛着形成に困難を来すか、いったん形成された愛着にダメージを与えるような出来事があったことを確認しなければならない。乳幼児期から児童期（五歳～十二歳）にかけての養育状況で、虐待は無論のこと、一見しただけでは気づかれにくい心理的虐待やネグレクトが存在しなかったか、たどっていくことになる。親や周囲に自覚がない場合も多く、丁寧にたどっていくうちにすっかり忘れている事実が浮かび上がる場合もある。養育上の問題を生じやすい状況としては、次のようなものがある。
（1）親や家族の重病や死
（2）親の離婚、別居、再婚
（3）夫婦間や家庭内の不和
（4）母親のうつ状態や心身の不調
（5）出産後早期の就労
（6）早期かつ長時間にわたる母親以外の手による養育
（7）きょうだいの誕生・病気などにより母親の関心を奪われる状況
どういう事情であれ、母親が子どものことに専念できる精神状態でなくなった場合には、子どもに対する関心や応答性が低下し、心理的ネグレクトが起きていた可能性がある。中でも、うつ状態は頻度の高い問題で、産後うつや病気による入院期間が存在しなかったか、注意が必要である。

夫婦関係でイライラや落ち込みを生じている場合には、暴言や否定的言動といった心理的な虐待が生じやすい。夫婦関係の悪化は、父親と子どもとの愛着にもダメージを与える。

生後一年未満で、母親が働き始め、長時間の保育に頼らざるをえないという場合は無論のこと、もう少し年齢が上がっていても、過敏な子どもの場合には、母親の長時間または夜間の稼働は、愛着に影響する場合がある。

意外に見落とされやすいのは、他のきょうだいに急に関心を奪われるという状況である。

きょうだいの一方ばかりを親が溺愛するという場合や、きょうだいの病気や障害、不登校や非行などにより、親がそちらにかかりきりになるという場合も、関心不足から愛着を不安定にしてしまう危険がある。

② 愛着障害に特徴的な症状が認められる

身体的虐待に比べ、心理的虐待やネグレクトは目立った痕跡を残さないため、医師が診察したとしても見落とされやすい。子どもの将来を救うためには、その兆候に気づき、積極的に介入することが求められる。子どもが小さい頃は、虐待として扱われやすいが、実際には、青年や成人になってから症状が出てくる場合もある。どちらも起きていることは同じ愛着障害だ。

愛着障害がある場合に特徴的に認められやすい状態としては、

（1）過剰な気遣いや顔色に過敏な傾向
（2）親に甘えられず、本心が言えない
（3）習癖化した攻撃性や怒りの感情
（4）わざと困らせる行動や本心とは異なる素直でない反応
（5）自己破壊的行動や自分を過度に貶め、傷つける行動
（6）対人不信感（表に出さない場合もある）
（7）低い自尊感情や否定的な自己像

(8) 過剰な自己顕示的行動
(9) 自分の感情や自分が存在することに対する現実感の乏しさ
(10) 解離症状 (記憶や意識が飛ぶ症状)
などが挙げられる。青年や成人の場合も、ADHDの診断基準に該当する症状以外に、これらの症状が複数認められる場合には、幼児期の養育環境に問題が生じていなかったかを丹念に調べ、愛着障害の可能性について検討する必要がある。

③ 親のことを話す際、動揺が見られるか過度にクールである

青年や成人の不安定な愛着を見極めるうえで大きな手がかりになるのは、親について語るときの顔色や口調の変化である。急に動揺したり感情的になってしまうという場合には、親との関係に未解決な心の傷を抱えている可能性が高く、不安型(とらわれ型)や未解決型の愛着が疑われる。逆に、過度にクールで無関心な態度を示したり、「問題がない」「普通だった」というように表面的な言い方に終始し、深く立ち入ろうとしない場合には、回避型愛着の可能性が示唆される。

④ 愛着関連障害が複数存在する

愛着障害の一つの特徴は、症状が多様で、さまざまな問題が併存しやすいことである。

不安やうつ症状に加えて、自己否定感や対人関係における傷つきやすさ、対人不信感を伴

いやすいのも特徴だ。また、慢性的な頭痛や腹痛など原因不明の痛み⁽108⁾や身体的な不調を訴えるケースも多く、さまざまな依存症や過食も伴いやすい。不注意や多動・衝動性の症状以外に、これらの症状や問題が複数認められる場合には、養育環境に問題がなかったかを丁寧に確認し、愛着障害による擬似ＡＤＨＤの可能性も考えてみるべきだろう。

⑤　ＡＤＨＤとともにＡＳＤの症状もあるが、どちらも軽度である

愛着障害の場合、ＡＤＨＤやＡＳＤのような症状が両方見られるが、どちらもそれほど重症ではないということが多い。ＡＤＨＤにもＡＳＤにも似たところがあるが、どちらとも言いがたいという場合や、双方向のコミュニケーションをしたり、相手の気持ちを察したりする能力は備わっているのに、実際の場面でトラブルになってしまいやすいという場合は、生育歴をよく振り返って、愛着障害の可能性を吟味した方が良いだろう。

⑥　神経機能障害が軽度なのに、社会適応障害が深刻である

愛着障害のもう一つの特徴は、神経レベルの機能障害がそれほどではないのに社会適応がうまくいかず、深刻な破綻に陥りやすいということである。症状がそれほどではないのにどうも物事がうまくいかないという場合、養育環境の問題がなかったかを再検討してみると愛着障害の存在に気づくきっかけとなるかもしれない。

実際、本書の冒頭で示した大学院生の女性Ｎさんや第一章に登場した六十代の男性Ｕさ

んも、そうしたケースであった。

⑦　環境による変化が大きい

ルーマニアの孤児たちにも、また第六章で紹介した非行少年のケースにもみられたことだが、愛着障害が背景にある擬似ＡＤＨＤや疑似ＡＳＤの特徴は、環境次第で症状が大きく変化するということである。その子をしっかり受け止める存在がいると、先天的な障害と思われていた状態さえも薄らいでいき、ときにはなくなってしまう。

ただ、楽観できることばかりではない。愛着障害の場合、症状の可塑性という点では期待できるが、社会適応という点では、見かけ以上の困難を抱えやすいのだ。その一因は、上手に甘えたり、相手を信じたりすることができないという特性である。愛されたいのに、わざわざ関係を損なったり、すべてを台無しにするような言動をしてしまいやすい。そのため、症状としては軽いのにもかかわらず、どうもうまくいかないということになりがちなのだ。

2　治療

西欧では薬物療法より心理社会的アプローチを重視

さて、次は治療について述べたい。

アメリカでは薬物療法が主流だというのは、これまで書いてきた通りだ。ＡＤＨＤとの診断がくだると治療の第一選択として中枢刺激剤などの薬物療法が行われるケースが、七、八割を占める。しかし、イギリスやフランスなどヨーロッパでは、子どもに対する薬物療法にもっと慎重だ。他のアプローチを試みた上で、どうしても薬物療法の必要なケースに限定して使用しているのが普通である。

たとえばイギリスでは、ＡＤＨＤの治療のために薬物療法を受けている子どもの割合は、二〇〇八年のデータで、六歳〜十二歳の〇・九％、十三歳〜十七歳の〇・七％にとどまっている。増加傾向にあるとはいえ、アメリカの五分の一以下の水準だ。

言い換えれば、アメリカで薬物療法の対象とされている八割以上のケースは、薬物療法以外のアプローチによって対処し得るということだ。

ましてや愛着障害がベースにある擬似ＡＤＨＤのケースでは、薬物療法で症状だけを一時的に改善できたとしても、心理面や家族関係への手当を省いてしまうのであれば、逆に大きな禍根を残しかねない。子どものうちに親や親代わりの存在が手間をかけてかかわる機会を失ってしまうことにもなりかねないからだ。問題の根っこは変わっておらず、薬を止めるとまた症状が出てきたり、薬を飲み続けても徐々に効かなくなり、思春期に入った頃からどんどん悪化することも多い。

アメリカの小児科学会でさえも、六歳未満では行動療法を治療の第一選択とし、学童期・青年期（六歳〜十七歳）においても、薬物療法だけでなく行動療法を併用することを推奨している。それにもかかわらず薬物療法だけのケースが大勢を占めているのが現実なのだ。

認知行動療法や認知トレーニング、プレイセラピー

では、薬物療法以外にどのような治療法があるのだろうか。有効性が確立され、広く使われているのは心理社会的アプローチである。子ども本人への支援とともに、親や教師にも働きかけるものだ。前者の代表が認知行動療法や認知トレーニング（コグトレとして最近は親しまれている）、ニューロフィードバックなどであり、後者の代表がペアレントトレーニングや家族療法、そして、最近注目されている愛着に焦点化したアプローチである。

行動療法は、遊びの要素も交えたトレーニングだ。時間を区切りながら、作業的課題や認知トレーニングを次々とこなしていく。特に注意力や実行機能の改善に効果が高い。時間内にいくつかの課題をこなしていくことで、時間感覚も鍛えていくことができる。幼児や低学年の子どもの場合は、カウンセリングよりも、遊びの要素も取り入れたトレーニングやプレイセラピーの中で自然に交わす言葉が、カウンセリングと同じような働きをする。遊びの中で、抱えている問題を出してくるということも多い。心理士との信頼関係が生まれると、何でも話してくれるようになるとともに問題行動が減っていく。愛着の安定化が起きていると思われる。

認知行動療法は、時間管理や整理の技術、計画的遂行などに重点を置いたもので、青年、成人向きだと言える。レクチャー形式で対処法を学び、ホームワークで実践する。最近、

アメリカで行われた研究では、ＡＤＨＤと診断を受けた大学生を対象に六週間にわたり認知行動療法を行ったところ、ターゲットとする症状のみならず、不安感や気分の面でも良好な改善があり、プログラム終了後半年を経過しても改善効果の持続を認めている[109]。対象となった年齢層が成人であることから考えて、擬似ＡＤＨＤにも有効と考えられる。

ニューロフィードバックの可能性

トレーニング法としてもう一つ有望視されているのが、ニューロフィードバックである。脳波をモニターしながら、集中力の高まった脳の状態やリラックスした状態を自分で維持できるように訓練するものだ。集中力が高まったときに出現するＳＭＲ波やリラックスしているときに現れるアルファ波を検知すると、コンピューターが画像や音により本人に知らせることで、自己制御する術を身につけていく。集中力が上がると画面のスプーンを曲げられるといった遊びの要素を取り入れたシステムもある。

ノルウェーで行われた研究[110]では、ＡＤＨＤと診断された九一名の児童、青年を無作為に三つのグループに振り分けた。一つはメチルフェニデートのみを投与した群、二つ目はニューロフィードバック・トレーニングのみを行った群、三つ目は両者を併用した群である。ニューロフィードバックは三十セッションを実施し、不注意などの症状と学業成績における変化を見た。

治療を完遂した八〇名は、どの方法でも、症状については同程度の症状改善が認められたが、学業成績の改善はニューロフィードバックを行った群だけに認められたという。

薬物療法の課題としてしばしば言われるのは、学業成績にはあまり改善効果が見られないということである。ニューロフィードバック・トレーニングにそうした効果が認められるならば、もう少しその可能性が追求されるべきなのかもしれない。

オランダで行われた別の研究[111]では、ニューロフィードバック、メチルフェニデート、運動の三つで、ADHDの症状や認知機能に対する効果を比較した。その結果、ニューロフィードバックや運動の効果は、教師の症状評価ではメチルフェニデートよりも劣り、ニューロフィードバックはADHDの治療法としては推奨できないと結論づけた。

ところが、その十三ヶ月後、同じ著者たちが慌てた様子で続報を報告した[112]。治療を終えてから半年後に状態を比較してみると、症状の評価でも認知機能でも、三つの方法の間で有意な差を認めなかったのだという。それどころか、教師による症状評価では、不注意や多動・衝動性が一番改善していたのはニューロフィードバックのトレーニングを受けた子であった[113]。治療が終了した後の状態で比較すると、まったく結論が変わってしまったのである。この論文の著者たちは、先の論文での結論を覆し、薬を飲ませる前に脳や体のトレーニングを検討する必要があるのではないかと述べている。

アメリカのプロ・バスケットボール・リーグNBAでセンタープレイヤーとして活躍するクリス・ケイマンは、何と二歳の時に多動症と診断され、中枢刺激剤を服用してきた。しかし、あまり効果を感じなかったため、成人してからセカンドオピニオンを求めたところ、別の医師から「不安障害」だと診断された。中枢刺激剤を止めたケイマンが改善のために取り組んだのがニューロフィードバックであった。少なくともケイマンの場合はそれが奏功し、プレー能力の向上にも効果があったという[114]。

それ以外に、瞑想呼吸法をベースにしたマインドフルネスも効果が報告されている。また、スポーツや音楽、グループ活動に取り組むことも有効であるし、家事も、実行機能や注意力のトレーニングとして役立つだけでなく、自己有用感を高めることにつながる。

ペアレントトレーニングや愛着アプローチ

心理社会的アプローチで、本人に対するのと同様に大切なのは、親や教師に働きかけ、かかわり方を変えていく方法である。

親を対象にしたペアレントトレーニングは、子どもの状態について理解を深めるための心理教育や、親が実際の接し方を記録することで自分の癖に気づく自己モニタリング、ロールプレイなどを用いた実践的なトレーニングなどを通じて、より良い受け止め方、接し方を学んでいくものだ（子どもも一緒に参加する場合もある）。自分を振り返る視点が親の中にも育ってくると、感情のままに言葉や態度を表すのではなく、ワンクッション置いた反応ができるようになっていく。

学童期の子どもにとって教師のかかわりは非常に大きな影響があり、教師が子どもに本人の特性を理解した対応をするだけで、劇的な変化が起きる。発達だけでなく、愛着の問題にも理解をもつ教師が増える一方で、「問題児」としてしか見ず、否定的な対応や押さえつけで対応しようとする教師の場合には、子どもの行動がエスカレートしたり、不登校になったりしてしまいがちだ。

その意味で、医師やスクールカウンセラーから教師への働きかけは、とても重要だと言えるが、医師の場合、診療報酬につながらないという背景もあり、積極的に行っている医師は少ないのが現状だ。制度的な対応も必要だろう。

家族療法では、家族というシステムがうまく機能しない結果、子どもがADHDのような症状を発することで、助けを求めたり、バランスを取ろうとしているのだと考える。家庭内でのバランスを変えていくことで、子どもの問題行動は、その必要性を失っていく。

ただ、核家族化が進み、さらには一人親の家庭も増えるという状況の中で、家族というシステムは厚みや余力を失い、自己回復機能を弱めている。バランスが悪くなり出すと、とことん悪くなり、破綻を来たしやすくなっている。家族システムに働きかけると言っても、単独世帯や二人世帯が増え続けるという現状では限界がある。

家族が家族の体をなさなくなりつつある状況において、最後の砦となるのが愛着という仕組みである。愛着障害がベースにあって疑似ADHDを生じているケースが少なくないとすると、不安定な愛着の改善こそが、必要なアプローチだとも言える。実際、不安定な愛着が病理の根幹にある状態として、境界性パーソナリティ障害（自傷や自殺企図を繰り返す情緒不安定な状態）や破壊性行動障害（攻撃的で、非行や反抗を繰り返す状態）があるが、愛着の改善に的を絞った愛着アプローチは、他の方法でさじを投げられたケースにもしばしば有効なことから、[115] ＡＤＨＤについてもその効果が期待される。

愛着アプローチとはどういうものか。その最大の特徴は、症状や問題行動の改善を治療目標にするのではなく、子どもと親との関係の改善を目標にするという点だ[116]。そのために必要なのが、子どもにとっての安全基地になる技術を学び実践することである。ペアレントトレーニングは、まさにその点を目指しているとも言えるが、親自身が不安定な愛着を抱えている場合は効果が乏しい。愛着アプローチでは、親自身に安全基地を提供するとともに、親が抱える愛着の課題の克服を助けることで、不幸な連鎖を乗り越え、親が子どもの安全基地になれるようにサポートする。

多くのケースは薬を使わなくても落ち着く

子どもの場合、改善にもっともかかわっていたのは治療よりも時間だったというコホート研究の結果を思い出してほしい。半数以上は児童期限局型であり、十歳頃から急速に落ち着いていく。思春期以降も症状が持続するタイプでさえ、十八歳までには八五％が診断に該当しなくなる。

また、良好な経過をたどるか、悪い方向に進んでいくのかを左右したのは、本人を取り巻く環境であった。多くの研究によって裏付けられている通り、親との不安定な愛着や非共感的なかかわり、なかでも本人に対する親の敵意は、ＡＤＨＤ症状や行動上の問題を悪化させることになった。

実際、筆者のクリニックに訪れるケースで見ても、八割以上は、家族や教師への働きかけによって、また本人が受け止めてもらえる場を得ることで、落ち着いてしまう。最初は薬を貰うつもりでも、発達検査のために何度か通いながら、親へのカウンセリングや子どもへの接し方のアドバイスを受けたり、教師も話を聞きに来たりしているうちに、何だか落ち着いてきたので薬は使わずに様子をみますと言うようになることが多い。

それゆえ、いきなり薬を使わずに、子どもへの対応をサポートすることでしばらく様子を見るようにするだけで、不必要な投薬はかなり減るのではないかと思われる。

障害が重いケースや問題行動が激しいケースでも、遊びやトレーニングを通じて自分が受け止めてもらえるという肯定的な体験をする中で、子どもは劇的に変わっていく。自分をわかってもらえる場があると感じ、そこが楽しみの場となると、大きな成長を遂げるのだ。興味のある方は、拙著『子どものための発達トレーニング』などを参考にしてほしい。

同時に、医師やカウンセラーは、親や教師に対しても、子どもの特性を理解してもらうとともに、子どもへの肯定的で共感的な反応を増やしてもらえるように働きかけてほしい。そうした方々が、肯定的で共感的な対応の中で秩序とルールを確立していくと、子どもはのびのびと自分を発揮するとともに、ルールを守るということにも喜びを感じられるようになる。

症状を注意したり、指導したりしても、子どもは自分を否定されたと思い、反発するだけである。関係は悪化し、愛着は余計不安定になる。それが、行動上の問題を悪化させるだけでなく、心や体の調子にまで影響することになる。その悪循環を逆転させる必要があるのだ。症状は過去の愛情不足や否定的な体験の積もり積もった結果に過ぎない。それを責めるのは理不尽というものだ。それよりも、親が接し方を変え、その子の理解者、サポーターとして振る舞うように努める。そうすることで、愛着システムがうまく働くようになり、いつのまにか症状や問題行動は落ち着いていくのである。

3　予防と対処

安定した愛着が育める環境作り

さてここからは予防について話を進めていこう。最善の策は、問題の発生自体を未然に防ぎ、小さな兆候の段階で必要な手立てを講ずることだからだ。

ＡＤＨＤの場合、子どもがリスク遺伝子をもっていたとしても、安定した愛着を育み、子どもに敵意を向けるようなことがなければ、発症自体を防ぐことになる。万が一防げなかったとしても、破壊性行動障害や情緒的な障害にこじらせてしまうのを避けることにつながる。ましてや、擬似ＡＤＨＤの場合、不安定な愛着が要因となっているものがかなりの割合を占めているので、愛着の安定化は、根本的な予防につながる。

安定した愛着を育むことは、ＡＤＨＤや擬似ＡＤＨＤの予防だけでなく、あらゆる子どもの問題を、そして将来大人になったときのさまざまな困難を防ぎ、乗り越えやすくする。

幸福な人生を手に入れるための力を育むという意味で、子どもに最高の贈り物を授けることになるのだ。

安定した愛着を形成するための最初の関門は、生まれて数時間のうちにある。新生児期は、母子の愛着を育むうえで特別な時間だ。新生児室での管理や母親と過ごす時間をより多くするよう見直している産院もあるが、そうした動きが広がることを期待したい。せめて生まれてすぐの時間に母親と顔を合わせ、短時間でもスキンシップをとれる配慮が必要だろう。

愛着形成における次なる関門は、生後半年から一歳半までの一年間である。最初の臨界期（もっとも敏感で重要な時期）である生後数時間は、母親からわが子に対して愛着が形成されることに大きく関与していると言えるが、生後半年からの一年間は、子どもの側から母親に対して愛着が形成されるうえで決定的な重要性をもつと考えられる。

このかけがえのない時期をできるだけ一緒に過ごし、絶えず注意を払いながら授乳や世話をしたり、抱っこをしてあやしたりすることがとても大切である。といって、あまり完璧になりすぎることはないが、母親が余裕をもってそうしたかかわりが持てるようにするためには、せめてこの間だけでも、母親を社会がサポートする仕組みが必要だろう。

この時期のかかわりの重大さを考えると、一歳半までの期間だけでも、母親が何の心配もなく子どもといられるように、必要な生活費を保証することが望まれる。自治体によっては、ゼロ歳児一人の保育のために、月五十万円以上の税金を投入している。その半分でも、自分で育てることを希望する母親に支援した方が、生きたお金になるのではないのかと思ってしまうのは、私だけだろうか。

とはいえ、予算が限られる中で児童期をまんべんなく手当するのは現実的ではないかもしれない。一歳半までの愛着形成の臨界期と、最初の母子分離が行われる三歳までの幼児期前半、就学までの幼児期後半と、時期に応じて母親へのサポートの仕方が変わるのが自然だ。また、それぞれの事情や考え方にも対応する必要があるだろう。

幼児期前半では、なにより子どもにかかわれる時間が確保されることが望ましいが、母親が働くことを選択した場合は、働き方を調節しながら保育という形で公的支援を受けることができるし、育児に専念したい場合は、保育にかかる費用と同程度の経済的支援を受けることもできるといった柔軟な仕組みが求められるだろう。

幼児期後半は、母親から徐々に離れていく時期であり、幼稚園や保育園に通うことには、むしろさまざまなメリットがある。母親へのサポートは次第に薄くしていくことになるが、できれば子どもが帰ってくるときには迎えてあげられるくらいの働き方が、安定した愛着を育むのには有利である。

これらはひとりひとりの母親にはどうすることもできない。その後の社会復帰において不利益を被らない制度なども含め、社会が取り組むべき課題である。仕事と育児のバランスをとった働き方をしても、経済面でも仕事の面でも不利にならないように配慮した制度を整えていく必要がある。

愛着についての親教育

安定した愛着は、ADHDなどの行動・情緒面での問題の予防につながる。愛着はそれほど重要なものであるにもかかわらず、知育や栄養、発達といった視点に比べると、一般の認識はまだまだ不足している。学校での保健の授業や、妊娠中、産後の指導を通して、愛着について学び、安定した愛着をわが子と形成するためにどのようなかかわり方を心がければいいかを知ることは、大きな効果が期待できる。

母親がどのように振る舞うとき、子どもは安定した愛着を示すようになるのだろうか。母子の様子を丹念に観察した心理学者のメアリー・エインスワースは、その共通する特徴を「安全基地」という言葉で表現した。母親がわが子の安全基地、つまり安全と安心の拠り所になれているとき、子どもは母親に対して安定した愛着を育みやすいのである。

では、安全基地となるためには、どういうことが求められるのだろうか。

まず重要とされるのは応答性、わが子の求めに応えるということだ。うまく応答するためには、わが子に絶えず注意を払っていなければならないし、また親側の気持ちや都合にとらわれずに、子どもの求めていることを虚心に感じとる必要がある。とはいえ、完璧になりすぎる必要はない。ほどよいズレは子どもが現実に耐える力を育むうえで、むしろ必要とされる。一番いけないのは、わが子が求めているのに関心を払わなかったり、何の反応もしなかったりすることである。反応を増やすように心がけるだけで、子どもの情緒的安定や性格まで変わってくるのだ。

実際、生後六ヶ月の段階で気難しい気質を示した乳児の母親を対象にそうした指導を行ったところ、通常の指導しか行わなかったケースでは一歳の時点において高い割合で回避型の愛着を示したのに対して、特別に指導を行ったケースではほとんどが安定型を示したと報告されている(117)。

他人に無関心で情緒的な反応に乏しい回避型の傾向は、一見すると遺伝的特性のように思われるのだが、乳児期のかかわり方の結果という面が少なくないのである。また、この研究は、生活に余裕がない階層を対象に行われたもので、母子を不幸な連鎖から救うという意味でも、とても重要なヒントを与えてくれる。

安全基地となるために求められるもう一つのファクターが、共感性だ。共感性は、その子の気持ちや意図を、その子の立場で汲み取る能力である。よく勘違いされるが、感情的に過剰反応することとは、まったく違う。

共感性は、現代人に衰えが目立つ能力である。年下の子の面倒をみたり、家族や動物とふれあったり、友だちと遊んだりして他者と触れ合う機会が質、量ともに乏しくなり、育まれにくくなっているのだ。しかも自己愛的な価値観がはびこる中で、自分の利益だけを優先することがスタンダードな生き方にさえなっている。育児に支障を生じやすくなっているのは、そのツケが回ってきた面もあるように思える。

ただ、幸いなことに、生来クールで他人のことにも無関心だった人でも、出産や授乳をする中でオキシトシンが活発に分泌されると、その働きによって共感性や親愛の感情が高まり、わが子に対して献身的な優しさを示すようになる。愛着の仕組みにスイッチが入るのである。子どもにかかわり、無我夢中で世話をすることによって、さらにその仕組みが活性化される。

ところが、社会の都合や経済的事情によって、せっかくの仕組みが十分活性化されないと、子どもの愛着を不安定なものにするリスクを高めるだけでなく、母親の子どもに対する愛着にも同様の変化を引き起こしてしまう。母も子も、愛していないわけではないのだが、何かぎくしゃくしてしまったり、煩わしく感じたり、一緒にいると他人に対するように気を遣ったり、やることなすことにイライラしたりする。親子だというのに、そういう違和感に苦しんでいる人が増えているのも、愛着の仕組みがお互いに十分に活性化する機会を失ってしまったためだ。親子間の軋轢だけでなく、その影響は、生涯にわたって、さまざまな面に及ぶ。

今こそ学び、行動を変え、同じ不幸を繰り返すのを防ぐときではないだろうか。

愛着が不安定なケースの支援

だが、現実問題として、不安定な愛着を抱えた人が急増するなかで、愛着の仕組みがうまく機能せず、わが子に対しても共感的な関心や優しさをもつことができないという親も増えている。また、軽度な発達の問題を抱えている人も増えており、発達の特性として応咎性や共感性が乏しいという場合もある。

しかも、不安定な愛着を抱えている親は、自身の親との関係が良くなかったり、相談するのが苦手だったりして、一人で問題を抱え込みやすい。

そういう人たちは自分がわが子にうまくかかわれないことや愛せないことに落ち込み、自分を責めていたり、そのことで周囲から非難を受けるのではないかとおびえていたりする。しかし、それはその人自身の責任というよりも、その人の親との関係に起因していることも多い。また、パートナーや周囲からのサポートが不足する中で疲れ切り、心の余裕をなくした結果だという場合もある。

そんな状況で、子どもへのかかわり方を変えなさいと指導しても、自分の非を責められたと感じ、自分の苦しさなどわかってくれないと思うだけで、実際の改善にはつながりにくい。まずその人自身が安全基地となる存在に受け止めてもらえることが改善の出発点である。

背景に自身の親や夫との関係に問題を抱えている場合には、愛着の課題を見据えた心理的なサポートを、専門のカウンセラーなどから受ける必要があるだろう。第三者が間に入り、家族との関係が調整できると、ぎくしゃくしていた家族が協力的になり、関係改善につながる場合もある。愛着は、当事者だけでは冷静に扱うことが難しい問題なのだ。

うつ状態や不眠がある場合は、その治療とともに負担を減らす配慮も必要である。わが子をうまく愛せないと苦しんでいる場合も、その人自身が支えられながら、無理のない範囲で子どもの世話をしているうちに自然な愛情がわいてくることも多い。

　愛着とは、自分の手で世話をすることにより育まれる特別な絆である。自分が苦労して育てたからこそ、その存在は唯一無二の特別なものとなる。手間をかけて世話をしなければ、そうした絆が形成されるチャンスはない。それを、幼い頃にできれば幸運だが、臨界期を過ぎた後でも、足りなかった面を補い、安定した愛着を取り戻すことは可能である。『赤毛のアン』は、不安定な愛着を抱えたアンと、やはりどこか不安定な愛着を抱えた養父母が、世話をし世話をされるという関係を通して、お互いが回復を遂げていく物語でもある。アンは施設から養家に引き取られたとき、十一歳だったが、ある程度大きくなってからでも、一心にかかわることで強い絆を育める場合が実際にあるのだ。

　筆者の親友は、小学四年生のとき、母親が再婚して義理の父親と暮らすことになった。最初は反発ばかりして、父親として受け入れなかった。あるとき、父親に腕をつかまれ、「言いたいことがあったら言え！」と迫られた彼は、「おれを叩くこともできんくせに。父親面するな！」と言い返した。父親は手を放しながら、「わしはそんなことはせん。じゃが、誰がなんと言おうと、自分の息子だと思っとる」と言った。父親の目は真っ赤だった。彼も泣いていた。以来、友人は、義父を自分の父親として受け入れるようになった。彼は、その父親を誰よりも尊敬し、亡くなるまで大切にした。

ここからは環境面に話を進めていこう。ＡＤＨＤや擬似ＡＤＨＤの原因は一つではなく、様々な要因が積み重なることで、発症に至る。幼児期（満一歳〜五歳）まで順調に発達していても、児童期以降に偏った刺激ばかりを与えられる環境にいれば、発達もゆがめられてしまう。

今日無視できないどころか、非常に大きな影響を脳に直接及ぼすようになっているのが情報メディア環境、つまり、テレビやスマートフォン、ゲームなどによる影響である。

特に幼い頃の影響が大きいことを示す結果が出ているため、乳幼児期は、テレビやスマートフォンに子守を頼りすぎないよう注意した方が良いだろう。

少し大きくなってからも、長時間の利用はさまざまな弊害をもたらすことが危惧される。学童期に入った頃に脅威となるのは、ゲームやネットへの依存である。二〇一八年、ゲーム障害がＷＨＯの診断基準に正式な疾病として認められたが、筆者は、その十三年前の二〇〇五年に出版した『脳内汚染』以来、その危険に警鐘を鳴らしてきた。脳が発達段階にある子どもが長時間ゲーム漬けとなり、麻薬に匹敵するような強い依存性の虜になってしまったら、どうなるのか。最新の研究成果を具体的に示して論じたのだが、その当時は、精神神経学会さえ沈黙しようとした。脳科学者や神経科学の専門家の中にも、筆者に積極的な理解を示す人がいる一方で、利害が絡むと猛攻撃を加えてきた人たちもいた。

さまざまな研究結果が積み重ねられ、国際機関や学会で正式に認められるには長い時間がかかる。その間に、どれだけの子どもが、人生を狂わされたことか。目先の利益のために、社会は同じ間違いを繰り返してきた。自分や自分の子どもを本気で守ろうと思うならば、危険を感じたときに行動を起こすしかないのだ。

ゲームやネットへの依存を防ぐ方策の一つは、使用の開始を少しでも遅らせることだ。幼児期はできるだけ使用せず、学童期になってからも、しっかりとしたルールを作って、短時間だけに限ることが重要である。とはいえ、時間を制限すれば片付くというほど単純ではない。そこには、他の依存症同様、もっと別の問題がかかわっている。

不安定な愛着が依存の背景に

実際、依存症だからと、無理に止めさせたり、取り上げたりしても、事態は改善するどころか悪化してしまう。なぜなら、ゲームやネットに依存するのは、多くの場合、現実の生活に居場所をなくし、現実の世界で味わうべき喜びを見いだせないからでもあるからだ。不安定な愛着がゲームやネット依存のリスクを高めてしまうことも裏付けられている(118)。

必要なのは、家庭の安全基地機能を回復させ、愛着の安定化をはかることだ。それができれば、ゲームやネットに逃げ場所を求める必要性も薄らぎ、自分が本当になすべきことは何かを考えるようになっていく(119)。

ゲームやネットへの依存はどの家庭でも起こりうる問題だが、重度で深刻な依存は不遇で余裕のない家庭環境と結びついていることが多く、そうした若者を余計に不利な状況に陥らせている。余裕のない家庭では、ゆっくり子どもにかかわることもできないうえに、その淋しさを紛らわしてやろうと、子どもが求めるままに手近な楽しみを与えた結果、意図せずして我が子を依存症にしてしまうということも起きるのだ。

「余裕のない家庭」とは、必ずしも経済的な状態だけを指すのではなく、親がしっかりとその子に向き合う余裕のない境遇のことだというのが、私が三十年間の臨床経験から得た実感だ。かつては、お金はなくても、親は常に子どもの近くにいて、子どものことを第一に考えることができた。しかし、今日の社会では、経済的には恵まれた家庭でさえも、子どもにとって本当に恵まれた家庭とは言えなくなっている。せめて子ども時代だけでも、子豊かなかかわりをもつ時間を確保してほしい。子どもの発達を促すためにも、家族のコミュニケーションを増やすためにもお勧めなのは、週末に家庭でトランプやボードゲームなどを楽しんだり、一緒に台所仕事を手伝ったりするような習慣を作ることだ。

予兆の段階で対応する

それでも予防しきれなかった場合も、絶望することはない。どの子も、いきなり治療が必要な状態になるわけではない。そこに至る前に、たくさんの兆候がある。

薬で治療しないと手に負えない状況になってしまうのは、兆候を無視したり、意に従わない子どもに敵意を向けて叱ったり厳しく指導したりするといった、発症を促進する対応をとってしまったためでもある。

先にも述べたように、ほとんどの子どもは、時期に違いはあれ、どこかの段階で何らかのつまずきや問題を見せているものである。かかわりが不足している場合、子どもは本能的に親がかかわらざるを得ないような状況を生み出すことで、愛情不足を補おうとする。行動面や身体面の問題が、助けを求めるSOSであることも多いのだ。小さい頃はまだ言語化や意識化が充分にできないため、自分でもわけがわからず、ぐずって親を困らせたり、物に当たったりといった行動上の問題として、また、腹痛や微熱といった身体的な症状として現れることが多い。もう少し大きくなると、「悩み」として自覚されるようになり、精神的な問題として現れることになる。

子どもの問題を理解するうえで大事なのは、表面に現れている行動や症状だけにとらわれず、その背後で何が起きているのかに思いを馳せることである。気がかりな行動や症状を悪いこととしてとらえるのではなく、問題の存在を教えてくれているのであり、この段階で、かかわり方を適切なものに変えることによって、その後の苦難を防ぐチャンスなのだと受け止めよう。

「問題がない」と思っている子にも落とし穴が

その意味で、むしろ注意すべきは、あまり問題を表に出さない子どもである。このタイプの子どもは小さい頃からあまり手がかからず、自分でさっさと何でもやってくれるので、親の方もすっかり安心してしまう。「この子は放っておいても大丈夫」と思ってしまうのだ。このタイプは、回避型の愛着に多い。

特にほかのきょうだいの方が手がかかる場合は、なおさらだ。このタイプの子は、状況を察して、その時期にはじっと我慢している。

問題はたいてい遅れて現れる。そして、たいてい長引きやすい。思春期頃に問題が急に表面化し、親の方がすっかり戸惑ってしまうことも多い。あんなにしっかりしていて、何でも自分でできた子が、どうしてこんなことになるのか、まったく理解できないのだ。しかし、そこに至るまで、親には見えていないプロセスが進んできていたのである。

ほとんどの子どもの問題は、親や関係者の対応で改善する

子どもの問題の特徴は、周囲の対応次第で大きく変化するということだ。これは、発達障害があるかないかにかかわらず、言えることである。

問題をこじらせるのも改善させるのも、周囲のかかわり方次第だといっても過言ではない。アプローチの基本は、症状や問題行動に目を向けるのではなく、関係の改善を目指すということである。そのために親は、自身を見つめ直す必要があるだろう。子育ての問題は、結局、自分自身と向き合うことでもあるのだ。

子どもの特性に対して、親の方に受け入れられない気持ちがあると、注意や指導するという否定的なかかわりになりやすい。つい感情的になり、怒りや敵意を我が子にぶつけてしまうことも珍しくない。

しかし、周囲の一方的で否定的な反応は、子どもの安心感や自己肯定感を脅かし、子ど

もは自分をかばおうとして反抗的になったり、いっそう攻撃的になったり、二面性を強め陰で悪いことをしたり、虚言を覚えたりする。

本人の特性を問題視して、それを改めさせようと躍起になって叱れば叱るほど、事態は悪化し、「障害」を作り出してしまうというメカニズムを、まずは知ることである。そして、本人の特性を理解し、親の基準ではなく、その子の現実をありのままに受け入れる努力をする。それだけで、子どもの状態は劇的に落ち着くことが多い。今までの問題が何だったのか、幻とでも戦っていたのかと思うほどだ。ある意味そうだったのである。親や教師が、心の中で向けていた敵意が、子どもの心に反発を引き起こし、単なる特性を症状や問題行動に変えていたのだから。敵意を向けるのを止め、受け入れる努力をし始めたとき、戦う相手はどこにもいなくなったのである。

学校に入ってからは、教師の理解と対応が重要

学童期に入ると、教師の対応が非常に重要になってくる。担任次第で子どもの状態が大きく変化するということは、臨床の場でも日常的に経験する。担任が理解者となってくれるだけで、子どもの問題行動は大幅に減るのだ。逆に、教師が問題点ばかりに目を向け、そこを叱ったり指導するようになると、どんどん状態が悪化する。

発達障害の子どもには、押さえつけ型の教育や力で従わせるタイプの指導は向かない。愛着障害の子どもは、その傾向がもっと強い。意地でもその教師の指導には従わなくなる

だろう。教える技術以上に、生徒の安全基地になる技術を獲得することが大切に思えるが、まだこうした視点での教師へのサポートは進んでいない状況である。

教師自身が愛着の課題を抱え、生徒や保護者への対応がうまくいかずに悩んでいることも多い。教育現場に、発達だけでなく愛着についても正しい理解が浸透し、さらに質の高い対応が行われると、大勢の子どもだけでなく、教師もまた救われるに違いない。

不利な境遇を乗り越えるためには

もちろん、社会経済的に不利な境遇におかれても、親から虐待された過去を持っていても、立派に子育てをし、子どもと安定した愛着を形成し、その子どもにも情緒的、行動的な問題が何ら認められないケースはたくさんある。どうすれば不利な状況を克服し、次の世代につけを回さずに済むのだろうか。

恵まれない境遇で育ったにもかかわらず、子どもと安定した愛着をもつ母親について調べた研究によると、彼女たちは振り返る力（内省機能）が高く[120]、自分の身に受けた経験を客観視し、また、相手の立場で状況を受け止めることで恨みや怒りの感情にとらわれずに済んでいた。

だが、実際には、それとは正反対になりがちだ。不安定な愛着を抱えていると、振り返る力が弱く、自分の感情と事実の区別さえ難しくなる。そのため、思いに反することが起きると、怒りにとらわれ、冷静な話ができない傾向がある。そうした特性のため、問題点を指摘して改善しようとしても反発を生むだけで、有効な介入にはなりにくい。

治療者やカウンセラーにとってまず必要なのは、親への共感的な対応により、信頼関係を育むことである。親自身が生きづらさや未解決な課題を抱えていることも多く、そうした面へのサポートも必要になるだろう。実際、子どもよりも親のカウンセリングやサポートに時間や労力を費やした方が、子どもの状態が改善するという事例は臨床の現場で頻繁に遭遇するするものだ。

振り返る力を高めていくためには、振り返る力の高い人と接する中で、その考え方や物事の受け止め方を手本として、徐々に身につけていくというのが最も近道だ。こうした課題を克服できたケースを見ると、親しみがもて、尊敬できる人に出会い、その人とのかかわりをある程度長く続けたということが多い。振り返る力や共感性といったものは、知識として教えられたところで何の役にも立たない。何か問題が起きたときに、相手を責めるのではなく、自分を振り返ったり、状況を客観的に見る姿に触れたり、自分の気持ちを汲んでもらう体験を積むことによって、その人もやがて同じように振る舞えるようになるのである。子どもは、親の言うようにではなく、親が行動するようになっていく。それと同じで、治療者やカウンセラーが何かを変えられるとしたら、振り返る力や共感を自らの行動において示し、その人に体験してもらうことによってである。

自分の身に起きたことを変える

ある特性をもっているがゆえに親から愛されることもあれば、それゆえに嫌われることもある。その特性ゆえに認められ、愛されて育った人は、自分を肯定し、また他人を肯定することができるだろう。逆にその特性ゆえに否定され、疎まれて育った人は、自分を肯定することも人を信じることも、より困難となる。

親となった今、子どもに対して抱く敵意は、自分が子どもだったときに親から向けられた敵意の傷跡なのかもしれない。子どもへの否定的な態度や敵意といったものを克服しようとするとき、親の態度だけを問題にしてもうまくいかないのは、親もまたその親から同じような扱いを受け、未解決な心の傷を引きずっていることが多いためだ。

その呪縛を乗り越えるためには、親が、自分自身を振り返り、自分の親との関係も含めて、自分を客観視できるようになることが必要である。自分の親の立場に立って状況を見直すというところまでたどり着けて初めて、自分の身に起きたことを受け止め、とらわれから自由になることもできる。

それは容易な作業ではないが、取り組む価値のある課題である。実際、子どもの問題をきっかけに自分の問題に気づき、真剣に取り組んだケースでは、親子ともに大きく変わっていくことが非常に多い。彼らが共通して語るのは、この子のことがあったから、今までおろそかにしてきたことに向き合えた、大切なことに気づけたといった言葉である。親が子どもの問題を自分の問題としてとらえるとき、親にもまた劇的な変化が起こり、親子は大きな成長を遂げられるのだ。

おわりに

たまたま日程の関係で、初稿を書き上げる作業は、インド滞在中に、宿泊先のホテルや移動中のバスや列車の中で行うことになった。

急速に発展に向かいつつあるとはいえ、インフラも整わず、至る所に物乞いがいるというインドの状況は、日本の五十年以上前の状況を思い起こさせる。都市部でさえ、そんな状況であるから、農村部の貧しさは、想像を絶するものがある。

路上には、車だけでなく、リキシャ（人力タクシー）やオート三輪、牛、人間が縦横にひしめき合っている。それを遅れているとか猥雑だとみるか、共存の姿だとみるかはともかく、そのカオスには、われわれを癒やしてくれるものがある。

そんな貧しさにもかかわらず、現地の人の話では、九割以上の人が結婚して家庭をもつという。路上で生活している人々や物乞いを生業としている人たちでさえ、精一杯の結婚式を挙げ、伴侶を得たことを祝うのだそうだ。それゆえ、インドの路上生活者は、家族で暮らしているという。どんなに過酷な境遇も、ともに耐える存在がいるのだ。

貧しい暮らしをしていても、多くのインド人は幸福に感じているという。その理由を尋ねると、「家族がいるから」との答えが返ってきた。インド人は家族との関係をとても大切にし、仕事は二番目、三番目だそうだ。自殺も日本に比べると、ずっと少ない。

ただ、富裕層や都市に暮らす人たちのライフスタイルは変わりつつあるようだ。核家族で暮らす人が増え、仕事を優先する暮らしぶりも、一部には広がり始めている。近代化とともに自殺の問題も出てきている。

かつて発展途上地域には、発達障害が非常に稀であるとされてきたが、近年では、先進国並みかそれ以上の有病率が報告されている国や地域もある。先進国がたどったのと同じ道のりを、追いかけることになるのだろうか。


先進国と呼ばれる諸国は、たゆまぬ努力と勤勉さにより、今日の豊かさを作り上げてきたのだが、そのために、大切なものが犠牲となってしまうのは、やむを得ないことなのだろうか。あまり幸福とは言えない一方で、いったん手に入れた利便性や生活の快適さを手放したいと思う人は、あまりいないだろう。むしろ望むのは、豊かさの次のステージとして、経済的な豊かさを維持するために、子育てや家族との関係、生活が犠牲にならない仕組みを備えた社会を実現していくことではないだろうか。

かつて日本でも、大気汚染や水質汚染が悲惨な状況になったことがあった。しかし、利益だけでなく社会的な責任を重視するという企業倫理の確立や制度の整備によって、環境の面では見違えるような改善がみられた。大気や水質という環境とともに、子どもが育つ環境についても、同じような方向に進んでいくことを期待したい。

ただ、今のところ、懸念材料はあっても、改善の兆候はなく、社会が変わるのを待っているだけでは、各人の子育てや人生の肝心な部分が終わってしまいかねない。社会が動き始める前に、まずは自衛策を講じる必要があるだろう。

今日の医学教育の礎を築いたウィリアム・オスラーは、「症状ではなく、病気を治せ」と説いた。症状を安易に取り去ることではなく、症状の根底にある原因に手当をすることこそが、真の医学だとしたのである。

また、医師でもあり詩人、作家でもあったオリバー・ウェンデル・ホームズ・シニアは、「罪が証明されるまで、人は無罪と推定される。薬は……、有害と推定されるべきである」と述べ、安易な薬物療法を戒めた。

この二人が語った精神は、医学教育の根幹を支える考え方となり、本来の医学のあり方を示すものとされる[121]。

ところが、今日の臨床医学は、精神医療に限らず、根本的な原因の解明や治療よりも、効率優先の症状診断と対症療法に走りがちのように思える。不必要な抗生物質や鎮痛剤、抗不安薬などが、安易に処方され続けている。その延長線上に、抗ＡＤＨＤ薬の過剰処方の問題もあるように思えてならない。

目の前に困っている症状があり、それを速やかに軽減できる薬があるとき、その薬を使いたいという誘惑に抗するためには、目先の利益ではなく遠い将来を見据えた、確かな視座が必要となる。逆に、いくら困っているからと言って、求められるままに処方が行われるとき、たとえ目の前の症状を軽減できたとしても、本当の回復のチャンスは遠ざかってしまう。症状ではなく、根底にある問題を見据え、そこに手当をすることこそ必要なのだ。

薬物を使うときのように劇的ではないとしても、地道な内省とかかわりの先にこそ、根治への道は続いている。目の前の問題をきっかけとして、周囲の人たちが、本腰を入れてかかわることで、初めて手に入るものがあるに違いない。どうか安易に薬物治療に頼るのではなく、本質的な問題に向き合うための貴重な機会だと覚悟を決め、労をいとわずに取り組んでほしい。真に必要なのは、薬ではなく、愛情と手間暇をかけることなのだから。

末筆ながら、この三年余りの間、並々ならぬ情熱と犠牲を厭わない献身で、完成まで伴走し続けてくださった新潮社編集部の堀口晴正氏に、深い敬意と心からの感謝を記したい。

二〇二〇年一月

岡田尊司

主な参考文献

(1) Bloom et al., "Summary health statistics for U. S. children: National Health Interview Survey, 2012." Vital Health Stat 10. 2013 Dec; (258): 1-81.

(2) 同調査によると、診断された子の割合は、年齢とともに上がり、12～17歳では12・2%に上る。97年におけるこの年齢層の有病率は6・8%であり、2倍近い増加率を示している。

(3) 高橋三郎、大野裕監訳　染矢俊幸、神庭重信、尾崎紀夫、三村將、村井俊哉訳『DSM-5精神疾患の診断・統計マニュアル』医学書院　2014

(4) 法律用語として使われる「児童」は18歳未満までを指すが、医学的には12歳までの児童期と13歳以降の青年期に分けるのが一般的である。

(5) 前掲『DSM-5精神疾患の診断・統計マニュアル』p.60

(6) Caye et al., "Attention-Deficit/Hyperactivity Disorder Trajectories From Childhood to Young Adulthood: Evidence From a Birth Cohort Supporting a Late-Onset Syndrome." JAMA Psychiatry. 73(7): 705-12., 2016

(7) Riglin et al., "Association of Genetic Risk Variants With Attention-Deficit/Hyperactivity Disorder Trajectories in the General Population." JAMA Psychiatry. 2016; 73(12): 1285-1292.

(8) Agnew-Blais et al., "Evaluation of the Persistence, Remission, and Emergence of Attention-Deficit/Hyperactivity Disorder in Young Adulthood." JAMA Psychiatry. 73(7): 713-20., 2016

(9) Still, "The Goulstonian lectures on some abnormal psychical conditions in children."Lancet 159, 1902

(10) https://ajp.psychiatryonline.org/doi/full/10.1176/ajp.155.7.968

(11) 同

(12) Charles Bradley, "THE BEHAVIOR OF CHILDREN RECEIVING BENZEDRINE" Published online: Apr1, 2006 https://doi.org/10.1176/ajp.94.3.577

(13) マシュー・スミス著　石坂好樹、花島綾子、村上晶郎訳『ハイパーアクティブ：ADHDの歴史はどう動いたか』第二章　星和書店　2017

(14) 同書　第二章

(15) ただ、その頃、一般によく用いられた診断名は、「小児期の多動反応」ではなく、「多動児（症候群）hyperactive child syndrome」または、単に「多動 hyperactive」であった。

(16) 当時、発達障害において中核的な存在だったのは、ADHDではなく自閉症であった。そのことは、自閉スペクトラム症（ASD）が、つい最近まで「広汎性発達障害」と呼ばれていたことにも表れている。自閉症は、発達の課題が社会的機能だけでなく、認知、運動、感覚など、幅広い機能に及んでいる状態だと考えられたのだ。

(17) Zuvekas & Vitiello, "Stimulant Medication Use in Children: A 12-Year Perspective." American Journal of Psychiatry. 169(2): 160-166., 2012

(18) https://www.cdc.gov/ncbddd/adhd/data.html
(19) Centers for Disease Control and Prevention (CDC). "Increasing prevalence of parent-reported attention-deficit/hyperactivity disorder among children --- United States, 2003 and 2007." MMWR Morb Mortal Wkly Rep. 2010 Nov 12; 59(44): 1439-43.
(20) Morrow et al., "Influence of relative age on diagnosis and treatment of attention-deficit/hyperactivity disorder in children." CMAJ. 2012 Apr 17; 184(7): 755-62.
(21) Zoëga et al., "Age, academic performance, and stimulant prescribing for ADHD: a nationwide cohort study." Pediatrics. 2012 Dec; 130(6): 1012-8.
(22) Evans et al., "Measuring inappropriate medical diagnosis and treatment in survey data: The case of ADHD among school-age children." J Health Econ. 2010 Sep; 29(5): 657-73.
(23) Casey et al., "Frontostriatal connectivity and its role in cognitive control in parent-child dyads with ADHD." Am J Psychiatry. 164(11): 1729-1736., 2007
(24) Park et al., "Increased white matter connectivity in traumatized children with attention deficit hyperactivity disorder." Psychiatry Research: Neuroimaging. 247: 57-63., 2016
(25) こうした結果は、対象となったADHDの患者が不均一で、学習障害や反抗・挑戦性障害、行為障害などの破壊性行動障害が合併しているケースを含むことが多いことにも一因があるだろう。また、ADHD自体が、不注意が優勢なタイプと多動・衝動性が優勢なタイプで性質がかなり異なるとされ、タイプを区別して調べた研究がまだあまりないことも、いっそう混乱を助長しているのかもしれない。さらに問題を難しくしているのは、虐待のような養育要因の問題を抱えたケースにも、同じような神経系の異常が認められるということである。神経系の形態や機能、ネットワークに異変があるからと言って、神経発達障害だとは断定できないのである。
(26) Middeldorp et al., "A Genome-Wide Association Meta-Analysis of Attention-Deficit/Hyperactivity Disorder Symptoms in Population-Based Pediatric Cohorts." J Am Acad Child Adolesc Psychiatry. 2016 Oct; 55 (10): 896-905.
(27) Li et al., "Meta-analysis shows significant association between dopamine system genes and attention deficit hyperactivity disorder (ADHD)." Hum Mol Genet. 2006 Jul 15; 15(14): 2276-84.
(28) Nikolaidis & Gray, "ADHD and the DRD4 exon III 7-repeat polymorphism: an international meta-analysis." Soc Cogn Affect Neurosci. 2010 Jun-Sep; 5(2-3): 188-93.
(29) しかもその25、26%という数字は、ADHDの中でも、幼児期に始まり、青年期にも持続するタイプについてのもので、青年期には改善する児童期限局型のPRSは、わずか2%弱に下がってしまう。ADHDの中に占める割合では、後者の方が前者よりも1・5倍くらい多いのであるが。双生児研究で算出された遺伝率との開きは、ますます広がることになる。

遺伝子の効果には、その遺伝子単独の効果だけでなく、いくつかの遺伝子が組み合わさることによる効果も考慮しなければならない。たとえば、新奇な刺激を求める傾向とブレーキが弱い傾向が、それぞれ単独で存在する場合には、ADHDのリスクをわずかに高めるだけだが、両方の傾向が組み合わさると、相乗的な効果を生じ、大きくリスクが上昇するという可能性だ。ただ、双生児研究が示している結果は、個々の遺伝子を足し合わせた相加的な要因が非常に大きいというものであり、遺伝子間の相乗的な効果の分を差し引いたとしても、そのギャップは解消されそうもない。こうした事態は、ADHD以外の病気でも認められ、双生児研究によって求められた遺伝率とのギャップは「失われた遺伝率（missing heritability）」と呼ばれ、専門家の頭を悩ませる、大きな問題となっている。

(30) Robinson et al., "Genotype-covariate interaction effects and the heritability of adult body mass index." Nat Genet. 2017 Aug; 49(8): 1174-1181.

(31) Wood et al., "Rethinking Shared Environment as a Source of Variance Underlying Attention-Deficit/Hyperactivity Disorder Symptoms: Comment on Burt (2009)." Psychol Bull. 2010 May; 136(3): 331-340.

(32) 実際の例で言えば、パーソナリティ障害への遺伝要因を通常の双生児研究で調べると、5割とか6割とか、かなり高い遺伝率が出てくる。ところが、一卵性双生児で別々に育ったケースで調べてみると、逆に遺伝要因の関与は非常に小さくなり、養育要因などの環境要因の関与が圧倒的に大きいという結果が出る。ただ、そうした研究はほとんど行われていないのが実情だ。行われているのは、養子研究といっても、養子と養父母、実子と実父母との一致率を比較する研究である。ところが、次の註で述べるように、ここにまた落とし穴がひそんでいる。

(33) たとえば、次のような研究の結果をどう解釈するだろうか。ある養子研究の結果、養子となった子どもにADHDが認められる場合、その養父母には6%の割合でADHDが認められた。一方、実子にADHDが認められる場合、その実父母には18%の割合でADHDが認められた。また、ADHDでない子どもの実父母には3%の割合でADHDが認められた。この結果から、論文の著者は、ADHDにおける遺伝要因の関与が裏付けられたと結論している。実父母の方が3倍も高率に一致を示したことから、遺伝要因が大きいと結論付けたわけだ。だが、果たしてそう言えるだろうか。養子となること自体が、ADHDの発症リスクに影響しないと仮定すれば、そう言えるかもしれないが、近年の研究で、養子となった子には愛着障害や虐待に起因するADHDのような状態が実子の3倍〜5倍見られることがわかっている（第六章参照）。細かい計算は省略するが、養子となった子どもには、仮に3倍ADHDが増えるとすれば、見かけ上、養父母との一致率は3分の1になる。実父母の一致率が3倍という先の研究の結果は、養父母との一致率が3分の1になったことによるのではないのか。

(34) Harold et al., "Biological and Rearing Mother Influences on Child ADHD Symptoms: Revisiting the Developmental Interface between Nature and Nurture." J Child Psychol Psychiatry. 2013 Oct; 54(10): 1038-1046.

(35) Hur, Y. M., "Genetic and environmental etiology of the relationship between childhood hyperactivity/inattention and conduct problems in a South Korean twin sample." Twin Res Hum Genet. 2015 Jun; 18(3): 290-7.
(36) 不注意優勢型や多動・衝動性優勢型は、混合型に比べて、擬似 ADHD が混じりやすい。児童で擬似 ADHD を呈しやすい障害としては、ASD や不安障害、愛着障害などが多い。
(37) Schmidtendorf et al., "The performance of children with AD (H) D according to the HAWIK-IV." Z Kinder Jugendpsychiatr Psychother. 2012 May; 40(3): 191-9.
(38) Govindan et al., "Altered water diffusivity in cortical association tracts in children with early deprivation identified with tract-based spatial statistics (TBSS)" Cereb. Cortex. 2010 Mar; 20(3): 561-569.
(39) 同
(40) https://www.cdc.gov/ncbddd/adhd/data.html
(41) Davidovitch et al., "Challenges in defining the rates of ADHD diagnosis and treatment: trends over the last decade." BMC Pediatr. 2017 Dec 29; 17(1): 218.
(42) 前掲『ハイパーアクティブ：ADHD の歴史はどう動いたか』第四章
(43) Storebø et al., "Methylphenidate for children and adolescents with attention deficit hyperactivity disorder (ADHD)." Cochrane Database Syst Rev. 2015 Nov 25; (11): CD009885.
(44) 現実には、社会経済的に困難を抱えた階層ほど ADHD と診断されている子どもの割合が高い。しかも、そのような階層ほど虐待の問題などを伴い、純粋な ADHD とは言えない複雑なケースが増える。
(45) Greenhill et al. 2002
(46) Graham & Coghill 2008
(47) Zhang et al., "Impact of long-term treatment of methylphenidate on height and weight of school age children with ADHD." Neuropediatrics. 41(2): 55-9., 2010
(48) Ptacek et al., "ADHD and growth: anthropometric changes in medicated and non-medicated ADHD boys." Med Sci Monit. 15(12): CR595-9., 2009
(49) Poulton et al., "Growth and pubertal development of adolescent boys on stimulant medication for attention deficit hyperactivity disorder." Med J Aust. 2013 Jan 21; 198(1): 29-32.
(50) Danborg et al., "Impaired reproduction after exposure to ADHD drugs: Systematic review of animal studies." Int J Risk Saf Med. 2017; 29(1-2): 107-124.
(51) Vanderschuren et al., "Methylphenidate disrupts social play behavior in adolescent rats." Neuropsychopharmacology. 33(12): 2946-56., 2008
(52) Setlik et al., "Adolescent prescription ADHD medication abuse is rising along with prescriptions for these medications." Pediatrics. 124(3): 875-80., 2009
(53) Benson et al., "Misuse of stimulant medication among college students: a comprehensive review and meta-analysis." Clinical Child and Family Psychology Re-

view. 2015 Mar; 18(1): 50-76.
(54) Chen et al., “Prescriptions, nonmedical use, and emergency department visits involving prescription stimulants. ”J Clin Psychiatry.77(3): e297-304., 2016
(55) Linssen et al., “Cognitive effects of methylphenidate in healthy volunteers: a review of single dose studies.” Int J Neuropsychopharmacol. 17(6): 961-77., 2014
(56) Molina et al., “The MTA at 8 Years: Prospective Follow-Up of Children Treated for Combined-Type ADHD in a Multisite Study.” J Am Acad Child Adolesc Psychiatry. 2009 May; 48(5): 484-500.
(57) Charach et al., “Stimulant treatment over five years: adherence, effectiveness, and adverse effects.” J Am Acad Child Adolesc Psychiatry. 43(5): 559-67., 2004
(58) van Lieshout et al., “A 6-year follow-up of a large European cohort of children with attention-deficit/hyperactivity disorder-combined subtype: outcomes in late adolescence and young adulthood.” Eur Child Adolesc Psychiatry. 2016 Sep; 25(9): 1007-17.
(59) Epstein et al., “Immediate-release methylphenidate for attention deficit hyperactivity disorder（ADHD）in adults.” Cochrane Database Syst Rev. 2016 May 26;（5）:CD005041.
(60) Boesen et al., “The Cochrane Collaboration withdraws a review on methylphenidate for adults with attention deficit hyperactivity disorder.” Evid Based Med. 2017 Aug; 22(4): 143-147.
(61) Rutter et al., “Quasi-autistic patterns following severe early global privation. English and Romanian Adoptees（ERA）Study Team.” J Child Psychol Psychiatry. 40(4): 537-49., 1999
(62) Rutter et al., “Early adolescent outcomes of institutionally deprived and non-deprived adoptees. III. Quasi-autism.” J Child Psychol Psychiatry. 48(12): 1200-7., 2007
(63) 杉山登志郎『子ども虐待という第四の発達障害』学研　2007
(64) Kennedy et al., “Early severe institutional deprivation is associated with a persistent variant of adult attention-deficit/hyperactivity disorder: clinical presentation, developmental continuities and life circumstances in the English and Romanian Adoptees study.” J Child Psychol Psychiatry. 57(10): 1113-1125., 2016
(65) この研究では、診断基準に基づいて、ADHDに該当するかどうかを判別するとともに、教育歴や就労状況、IQ、脱抑制的な社会的活動（DSE)、ASDや認知機能障害、行為障害、無神経で情性が欠如した傾向、不安、抑うつ、生活の質なども調べられた。
(66) Gleason et al., “Validity of evidence-derived criteria for reactive attachment disorder: indiscriminately social/disinhibited and emotionally withdrawn/inhibited types.” J Am Acad Child Adolesc Psychiatry. 50(3): 216-231. e3., 2011
(67) Green et al., “Autism Spectrum Disorder in Children Adopted After Early Care

Breakdown."J Autism Dev Disord. 2016 Apr;46(4): 1392-402.
(68) Sanderud et al., "Child maltreatment and ADHD symptoms in a sample of young adults." Eur J Psychotraumatol. 2016; 7: 10.
(69) Sasaki et al., "Decreased levels of serum oxytocin in pediatric patients with Attention Deficit/Hyperactivity Disorder." Psychiatry Res. 2015 Aug 30; 228(3): 746-51.
(70) Taurines et al., "Oxytocin plasma concentrations in children and adolescents with autism spectrum disorder: correlation with autistic symptomatology." Atten Defic Hyperact Disord. 2014 Sep; 6(3): 231-9.
(71) Graham, M., "Nurturing Natures: Attachment and children's emotional, sociocultural and brain development." Psychology Press. 2011
(72) Pinto et al., "ADHD and infant disorganized attachment: a prospective study of children next-born after stillbirth." J Atten Disord. 10(1): 83-91., 2006
(73) Salari et al., "Neuropsychological Functioning and Attachment Representations in Early School Age as Predictors of ADHD Symptoms in Late Adolescence." Child Psychiatry Hum Dev. 48(3): 370-384., 2017
(74) Waters et al., "The stability of attachment security from infancy to adolescence and early adulthood: general introduction." Child Dev. 71(3): 678-83., 2000
(75) Björkenstam et al., "Cumulative exposure to childhood adversity, and treated attention deficit/hyperactivity disorder: a cohort study of 543 650 adolescents and young adults in Sweden." Psychol Med. 2017 Jul 25: 1-10.
(76) Niederhofer, H., "Attachment as a component of attention-deficit hyperactivity disorder." Psychol Rep. 2009 Apr;104(2): 645-8.
(77) Kay et al., "Disinhibited Attachment Disorder in UK Adopted Children During Middle Childhood: Prevalence, Validity and Possible Developmental Origin." J Abnorm Child Psychol. 44(7): 1375-86., 2016
(78) Elovainio et al., "Associations between attachment-related symptoms and later psychological problems among international adoptees: results from the FinAdo study." Scand J Psychol. 56(1): 53-61., 2015
(79) Russell et al., "The association of attention deficit hyperactivity disorder with socioeconomic disadvantage: alternative explanations and evidence." J Child Psychol Psychiatry. 2014 May; 55(5): 436-45.
(80) Kissgen et al., "Attachment representation in mothers of children with attention deficit hyperactivity disorder." Psychopathology. 2009; 42(3): 201-8.
(81) Huesmann et al., "Longitudinal relations between children's exposure to TV violence and their aggressive and violent behavior in young adulthood: 1977-1992." Dev Psychol. 2003 Mar; 39(2): 201-21.
(82) Cheng et al., "Early Television Exposure and Children's Behavioral and Social Outcomes at Age 30 Months." J Epidemiol 2010; 20(Suppl 2): S482-S489

(83) 岡田尊司『インターネット・ゲーム依存症』文春新書 2014
(84) Swing et al., "Television and Video Game Exposure and the Development of Attention Problems." Pediatrics 2010 Aug; 126(2): 214-21
(85) Lee et al., "Abnormal gray matter volume and impulsivity in young adults with Internet gaming disorder." Addict Biol. 2017 Sep 8.
(86) 前掲『ハイパーアクティブ：ADHDの歴史はどう動いたか』第五章
(87) 同書
(88) Yu et al., "Sugar-Sweetened Beverage Consumption Is Adversely Associated with Childhood Attention Deficit/Hyperactivity Disorder." Int J Environ Res Public Health. 2016 Jul; 13(7): 678.
(89) Nigg et al., "Meta-analysis of attention-deficit/hyperactivity disorder or attention-deficit/hyperactivity disorder symptoms, restriction diet, and synthetic food color additives." J Am Acad Child Adolesc Psychiatry. 2012 Jan; 51(1): 86-97.e8.
(90) Windhorst et al., "Differential susceptibility in a developmental perspective: DRD4 and maternal sensitivity predicting externalizing behavior." Dev Psychobiol. 2015 Jan; 57(1): 35-49.
(91) Dadds et al., "Epigenetic regulation of the DRD4 gene and dimensions of attention-deficit/hyperactivity disorder in children." Eur Child Adolesc Psychiatry. 2016 Oct; 25(10): 1081-9.
(92) Işık et al., "Serum levels of cortisol, dehydroepiandrosterone, and oxytocin in children with attention-deficit/hyperactivity disorder combined presentation with and without comorbid conduct disorder." Psychiatry Res. 2018 Mar; 261: 212-219.
(93) Dadds et al., "Methylation of the oxytocin receptor gene and oxytocin blood levels in the development of psychopathy." Dev Psychopathol. 2014 Feb; 26(1): 33-40.
(94) Ein-Dor et al., "Epigenetic modification of the oxytocin and glucocorticoid receptor genes is linked to attachment avoidance in young adults." Attach Hum Dev. 2018 Mar 7: 1-16.
(95) Gao et al., "Tobacco smoking and methylation of genes related to lung cancer development." Oncotarget. 2016 Sep 13; 7(37): 59017-59028.
(96) Narad et al., "Secondary Attention-Deficit/Hyperactivity Disorder in Children and Adolescents 5 to 10 Years After Traumatic Brain Injury." JAMA Pediatr. 2018 May 1; 172(5): 437-443.
(97) ただし、愛着障害を抱えた人には、統合失調症に似た精神症状が一過性のものとして現れることがあり、そうした擬似統合失調症（統合失調症スペクトラム障害と呼ぶこともある）では、当然のことながら、幼いころに不安定な愛着が認められる。また、知的障害や学習障害も、妊娠中の薬物・アルコール摂取や、虐待、ネグレクトによってリスクが上がるため、不安定な愛着とまったく関連がないとは言えないが、9割が親に対して不安定な愛着を示すADHDとは異なり、幼いころの不安定な愛着が時間を経て、知的障害や学習障害として現れるということはない。

(98) 岡田尊司『愛着崩壊　子どもを愛せない大人たち』角川選書　2012

(99) 岡田尊司『愛着アプローチ　医学モデルを超える新しい回復法』角川選書　2018

(100) 岩井八郎「ジェンダーとライフコース：1950年代アメリカ家族の特殊性を中心に」教育・社会・文化：研究紀要 Socio-Cultural Studies of Education (1997), 4: 1-16.

(101) 人口当たりの離婚件数で求められる離婚率でみると、1980年頃をピークにやや低下傾向を示しているが、離婚率を婚姻率で割った相対離婚率でみると、0・5でほぼ横ばいが続いている。

(102) Spearly & Lauderdale, "Community characteristics and ethnicity in the prediction of child maltreatment rates." Child Abuse Negl. 1983; 7(1): 91-105.

(103) Belsky & Rovine, "Nonmaternal care in the first year of life and the security of infant-parent attachment." Child Dev. 1988 Feb;59(1): 157-67.

(104) これは、一見奇妙に思えるかもしれないが、臨床医としては、しばしば出会う状況である。時間的にも体力的にも余裕がない女性は、子どものことで手一杯となり、夫をかまう余裕などなくなってしまう。夫の方からすると、子どものことばかり優先して、という気持ちが生まれることも少なくない。つまり、子どもと夫がライバル関係になってしまうのだ。子どもが息子の場合、そのライバル関係が余計に強まりやすいのかもしれない。

(105) Hazen et al., "Very extensive nonmaternal care predicts mother-infant attachment disorganization: Convergent evidence from two samples." Dev Psychopathol. 2015 Aug; 27(3): 649-61.

(106) O'Connor et al., "Early mother-child attachment and behavior problems in middle childhood: the role of the subsequent caregiving environment." Attach Hum Dev. 2014; 16(6): 590-612.

(107) 中村善泰「アメリカに於けるテレビジョンの普及とその家庭生活に及ぼした一影響」新聞学評論2巻 (1953)

(108) McWilliams, L. A., "Adult attachment insecurity is positively associated with medically unexplained chronic pain." Eur J Pain. 2017 Sep; 21(8): 1378-1383.

(109) Anastopoulos et al., "Cognitive-Behavioral Therapy for College Students With ADHD: Temporal Stability of Improvements in Functioning Following Active Treatment." J Atten Disord. 2018

(110) Duric et al., "Self-reported efficacy of neurofeedback treatment in a clinical randomized controlled study of ADHD children and adolescents." Neuropsychiatr Dis Treat. 2014 Sep 2; 10: 1645-54.

(111) Geladé et al., "Behavioral Effects of Neurofeedback Compared to Stimulants and Physical Activity in Attention-Deficit/Hyperactivity Disorder: A Randomized Controlled Trial." J Clin Psychiatry. 2016 Oct; 77(10): e1270-e1277.

(112) Geladé et al., "A 6-month follow-up of an RCT on behavioral and neurocognitive effects of neurofeedback in children with ADHD." Eur Child Adolesc Psychiatry. 2017 Nov 2. [Epub ahead of print]

(113) ただ、ニューロフィードバック群とメチルフェニデート群との間では有意な差を認めるには至らず、身体的活動との間だけ有意な差を認めたのだという。

(114) 前掲『ハイパーアクティブ：ADHDの歴史はどう動いたか』p.287

(115) 前掲『愛着アプローチ』

(116) 同書

(117) van den Boom, "The influence of temperament and mothering on attachment and exploration: an experimental manipulation of sensitive responsiveness among lower-class mothers with irritable infants." Child Dev. 1994 Oct; 65(5): 1457-77.

(118) Estevez et al., "Attachment and behavioral addictions in adolescents: The mediating and moderating role of coping strategies." Scand J Psychol. 2019 Aug; 60(4): 348-360.

(119) 前掲『インターネット・ゲーム依存症』

(120) ピーター・フォナギー『愛着理論と精神分析』第二章 p.27　遠藤利彦、北山修監訳　誠信書房　2008

(121) Ghaemi, S. N., "Toward a Hippocratic psychopharmacology." Can J Psychiatry. 2008 Mar; 53(3): 189-96.

本書は書き下ろしです

［著者紹介］

岡田尊司（おかだ・たかし）

岡田クリニック院長、精神科医

1960年香川県に生まれる。東京大学文学部哲学科に学ぶも、象牙の塔にこもることに疑問を抱き、医学を志す。京都大学医学部で学んだ後、同大学院精神医学教室などで研究に従事しながら、京都医療少年院、京都府立洛南病院などに勤務。2013年に岡田クリニック（大阪府枚方市）を開院したのは、生きづらさを感じながら日々を過ごしている人が気軽に相談できる身近な「安全基地」になりたいとの思いからだった。『脳内汚染』（文藝春秋）、『愛着障害』（光文社新書）、『人間アレルギー』（新潮社）など多くの著作を通じても、人々の悩みや不安に向き合っている。

ADHDの正体《しょうたい》

その診断《しんだん》は正《ただ》しいのか

著　者　岡田尊司《おかだたかし》

発　行　2020年4月15日

発行者　佐藤隆信

発行所　株式会社新潮社　郵便番号162-8711
東京都新宿区矢来町71
電話　編集部 03-3266-5611
読者係 03-3266-5111
https://www.shinchosha.co.jp

印刷所　株式会社三秀舎

製本所　株式会社大進堂

ISBN978-4-10-339382-5 C0095
価格はカバーに表示してあります。